·大国医系列之传世名方

杨栗山传世名方

总主编◎钟相根　畅洪昇
主　编◎赵岩松

中国医药科技出版社

内容提要

杨栗山，历史上著名的温病大家。本书全面收录了杨栗山自创医方，并对古今医家应用杨栗山方剂的医案及临床报道进行筛选，撷英取华，汇编而成。全书内容丰富，资料翔实，具有极高的临床应用价值和文献参考价值，能够帮助读者开阔视野，增进学识。

图书在版编目（CIP）数据

杨栗山传世名方/赵岩松主编．—北京：中国医药科技出版社，2013.2
（大国医系列．传世名方）
ISBN 978-7-5067-5867-3

Ⅰ.①杨…　Ⅱ.①赵…　Ⅲ.①方书-汇编-中国-清代　Ⅳ.①R289.349

中国版本图书馆 CIP 数据核字（2013）第 001165 号

美术编辑　陈君杞
版式设计　郭小平

出版　中国医药科技出版社
地址　北京市海淀区文慧园北路甲 22 号
邮编　100082
电话　发行：010-62227427　邮购：010-62236938
网址　www.cmstp.com
规格　710×1020mm 1/16
印张　6½
字数　95 千字
版次　2013 年 2 月第 1 版
印次　2022 年 12 月第 2 次印刷
印刷　三河市万龙印装有限公司
经销　全国各地新华书店
书号　ISBN 978-7-5067-5867-3
定价　18.00 元

丛书编委会

编委会

主　编　赵岩松

副主编　高　峰　刘　果　王　玮

编　委（按姓氏笔画排序）

于　河　王　昀　孙凌云

刘蕊洁　巫璧盈　林　彬

姜思竹

前 言

中医名著浩如烟海，积淀了数以千年的精华，养育了难以计数的英才，昭示着绚丽无比的辉煌。历史证明，中医的成才之路，非经典名著滋养下的躬身实践，别无蹊径。名医撰医著，医著载医方，源远流长，浩如烟海。历代名医凭借非凡的智慧及丰富的临床实践，创制了诸多不朽的传世名方。

本套丛书以在方剂学方面确有创见的历代名医为主线，选择代表性名医，将其所撰医著中的医方进行了全面系统的搜集整理。每个分册分为上、中、下三篇，上篇简单介绍医家学术思想及遣药组方特色；中篇详细介绍了该医家方剂在临床各科的应用；另外，该医家还有许多名方不为世人所熟知，未见临床报道，则收入下篇被忽略的名方。每首方剂从来源、组成、用法、功用、主治、方解、方论、临床应用、临证提要等方面来论述。全书收罗广博、条分缕析，详略适中，既言于古，更验于今，既利掌握，又裨读者更好地熟悉、掌握历代名方的组方原理及临床运用规律，以适应当前临床实际的需要。

愿《大国医系列之传世名方》成为中医药院校在校学生和中医、中西医结合医生的良师益友；愿本套丛书成为医疗、教学、科研机构及各图书馆的永久珍藏。

编　者

2012 年 12 月

目录

上篇　温病大家杨栗山

下篇　屡试屡效方

上篇
温病大家杨栗山

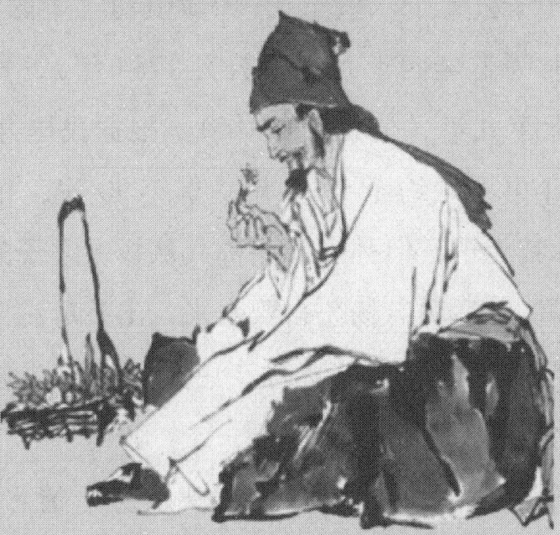

一、医家生平

杨璇，一名杨浚，名璿，字玉衡，号栗山。杨栗山生于“诗礼名族”，书香世家。上溯其父讳宓，文学；祖讳廷陈、曾讳楫，文学；高讳清，文学；太高讳思谦，文学；至始祖讳仲友，原籍亳州，明永乐初年迁夏，读书力田，广业四百倾，遂家焉。十三世文库奕叶相继，诗礼名族，忠孝传家。“生平所为，光明正大”。从小聪敏好学，幼读宋儒名臣言行录，便立志以韩魏公韩琦、司马光等名臣自期待。雍正戊申年（1728 年），杨氏 24 岁科举考试成为秀才，当时录取他的老师于公广批其卷云：“三试经义论策，沉潜理窟如话家常，有关世教，有裨治道，有且于民生，日用粹然，儒者之言，此国士之风也，他日必非常人。”但杨氏屡试不第，信其命如此，不可相强，故而转治于医。“余留心此道，年近四旬，乡闱已经七困，肇于乾隆九年甲子，犹及谢事”，“熟复《灵》、《素》，更详热论”，专治岐黄之术。可见其于年近四十之时方才正式研究医学。

关于杨栗山的生卒年代，诸说不一。有云“公元 1705 ~ ?”，如徐国仟点校《伤寒瘟疫条辨》；有云“公元 1706 ~ 1795”，如李经纬《中医人物辞典》；有的则笼统说“约生于公元十八世纪”，如俞慎初《中国医学简史》。据《寒温条辨》自序刻书时为乾隆四十九年（公元 1784 年），岁次甲辰，时年七十有九，生年可上推七十九年（公元 1705 年）。根据民国九年《夏邑县志》云“寿九十无子”，卒年可下延约至 1795 年，享年 90 岁，相当于乾隆六十年去世。《夏邑县志》称其无子，但孙宏智序称其从杨璇之子的手中得到《伤寒瘟疫条辨》一书。其谓：“适明府杨公自溧水来，出其尊甫栗山先生所著《寒温条辨》。”“尊甫”是对别人父亲的尊称。卢文弨序称“静川孙公得其书于令嗣楼川明府”，据此则杨氏当有后嗣。

杨栗山为河南夏邑县人。据《伤寒瘟疫条辨》清·乾隆五十年（公元 1785 年）刊本中，进士、礼部右侍郎庄存与给本书作的序中写道“先生姓杨氏名璇，字玉衡，栗山其号也……世居中州之夏邑。”袁枚《序》称：“中州杨玉衡先生，以经世之才，旁治歧黄之术。”两序中之“中州”，无疑是“河南省”。另有民国九年《夏邑县志·人物·儒修》载有杨璇之传记；民国三十一年《河南通志·艺文志·子部·医家类》曰：“杨璇，字玉衡，夏邑县人……。”因此，有不少学者认为杨璇祖籍江苏溧水或四川成都，显然是不正确的。至于《伤寒瘟疫条辨》自序最后有“书于溧水县署”的文字，应是说明该序是杨璇在溧水县写的，而不能代表杨璇是溧水县人。

杨氏所处的时代，传染病广泛流行，他一生曾经历了多次的瘟疫流传。乾隆乙亥、丙子、丁丑，夏邑连歉，瘟疫盛行，死者枕藉，杨氏用升降散，救大证、怪证、坏证、危证，得愈者十数人，余无算。随将此方传施亲友，贴示集市，全活甚众。杨氏有鉴于“世之凶恶大病，死生人在反掌间者，尽属温病，而发于冬月之正伤寒，百不一二，仲景著书独详于彼而略于此”。深痛世人“于病寒病温两者之辨不明，故处方多误，以致杀人”，“无人不以温病为伤寒，无人不以伤寒方治温病，混淆不清，贻害无穷”。“虽河间、安道已悉证治不同而未能穷其源。”杨氏面对“瘟疫盛行，死者枕藉”的残酷现实，对伤寒和温病进行了深入细致的研究，积累了丰富的实践经验。为了“不惟救耳目所接之人，而且欲救天下之人”，晚年寓居江苏溧水县，正值当地瘟疫流行，以其方法疗之者，每获良效，于是“集群言之粹，择千失之得，零星采辑，参以管见，在七十九岁高龄，著成《伤寒瘟疫条辨》，“务辨出温病与伤寒另为一门，不复掺入《伤寒论》中，以误后学”，并表明：“吾人立法立言，特患不合于理，无济于世耳。果能有合于理，有济于世，虽违之，庸何伤。”真实地抒发了杨栗山高尚的品德和胸怀。

二、成书背景及影响

《伤寒瘟疫条辨》成书于乾隆四十九年（公元 1784 年）。书成计两百余年，历各省刊印，代有巨儒评序，裨世非浅，据《全国中医图书联合目录》中载，全国现有 36 种刻本和抄本。全书共六卷，卷一为总论，论伤寒与瘟疫之别，载医论二十余篇，从伤寒、瘟疫的病因、脉法、证候、治法等方面，一一详辨；卷二、卷三为辨证，对伤寒、瘟疫出现的七十余种证候进行辨证；卷四、卷五为医方辨，选方二百余首，多为前人成方，而治温十五方，乃师古化裁之方，颇受后人推崇；卷六为本草辨，对治寒温有关的一百九十种药物的性味、归经、功效及主治等加以归纳、阐述；后附成方或是验案，便于读者阅读理解药物之功能效用。

杨氏学术思想，主要受到吴又可《温疫论》的启发，上溯《内经》、《难经》、《伤寒论》，旁及诸家，继承发展了其杂气学说，《伤寒瘟疫条辨》论理九十二则，旨在于“务辨出温病与伤寒另为一门，其根源、脉证、治法、方论，灿然昌明于世，不复掺入伤寒论中，以误后学。”提出“寒热为治病之达纲领”，书中阐明了伤寒瘟疫证治之异，并认为瘟疫与四时温病有别，瘟疫是杂气为病，致病力强，病情危重，并且传染性猛烈。

温病学说起源于《内经》，在金元时期开始昌兴，刘河间始则极力反对以辛温治疗伤寒，著有《伤寒直格》云：“以伤寒为杂病，以温病为大病，特制双解散、凉膈散、三黄石膏汤为治温病主方。”为外感热病之治疗另辟了蹊径。元末明初王安道著《医经溯洄集》中有“《伤寒立法考》，温病热病，说其治法，较若眉列。”提出伤寒“治以辛温解表”，温病和热病“治以辛凉苦寒”，于是在治疗原则上，温病和伤寒才区别开来。二公虽识伤寒与温病异治，但未洞悉温病得天地之杂气，仍从外感风寒化热同治，实千虑一失之弊。

杨氏崇尚刘河间，认为刘河间是第一个“能辨温病与伤寒之异治者”，但又觉得他“对病源之所异者，亦未能道出汁浆”。杨氏畅发己意，力驳冬伤于寒而不即病，寒毒藏于肌肤，至春夏而发的“伏寒化温”说，指出“由斯以谈，温病与伤寒同一根源也，又何怪乎后人治温病皆以伤寒方论治之也，殊不知温病另为一种，非寒毒藏至春夏变也”。并进一步分析严寒中人，均立即为病，没有藏伏人体之理，指出“严寒中人，顷刻即变，轻者感冒，重则伤寒，非若春夏秋风暑湿燥所伤之可缓也”。感冒之轻症，尚有头痛身痛、发热畏寒、鼻塞流涕等症，当即发病，不能容忍。严寒杀厉所中，又何能藏伏过时而变呢？再则，风寒侵入，未有不由肌表而入，肌表乃“营卫经行所摄之地”，“偶尔脱衣换帽，所冒些小风寒，当时而嚏，尚不能稽留，何况严寒杀厉之气，且藏于皮肤最浅之处，反能容忍至春，更历春至夏发耶”，不待辨而知误矣。杨氏所处的时代正处于温病从伤寒中脱离出来自成体系的进程之中，虽然难免受到“伏气温病”理论的影响，认识不到表邪在温病中的存在，但杨氏能创造性地将“两感”学说引入温病学，并在刘河间表里双解思想的基础上创立有效的治温方剂，是非常难能可贵的。

明·吴又可著《温疫论》认为，瘟疫的病因“非风非寒，非暑非湿，是天地间别有一种异气”，即邪自口鼻而入，侵及膜原，而即发病。杨氏十分推崇吴又可“温病得天地之杂气”之说，反复强调“杂气”之客体“无形无声”，“毒雾之来也无端，烟瘴之出也无时，湿热熏蒸之恶秽无穷无数，兼以饿殍在野，胔骼之掩埋不厚，甚有死尸连床，魄汗之淋漓自充，遂使一切不正之气升降流行于上下之间，人在气交中无可逃避”。加之偶荒旱潦，疵疠烟瘴之毒气，故其伤人则症状繁杂，是“知其气各异也，故谓之杂气。”他说：“大约病遍于一方，沿门阖户，众人皆同，皆时行之气，即杂气为病。”这是杨氏在吴又可瘟疫是“非时之气”说法的基础上，进一步丰满了疠气学说。杨氏认为温病“四时皆有，春夏较多，常年不断”，而瘟疫则是“偏于一方，沿门阖户”，发展了吴氏的瘟疫学说，明确区分瘟疫与狭义温病。这种病因学上的认识为新感温病理论的发展铺垫了路径，在理论上扫清了思想障碍，在温病学说的发展史上算是可圈可点的一笔。

同时，杨氏对王叔和时气致疫的论点力持异议。叔和承《内经》之说，认为伤寒是“以病因命名”，温病、热病是以“天时与病形命名”，认为春大寒，夏大凉，秋大热，冬大温，乃“非其时而有其气，是以一岁之中，长幼之病多相似者，此则时行之气也。”杨氏认为：“时行之气，宜热而冷，宜冷而热，虽损益于其间，及其所感之病，岂能外乎四时之本气。”是以风温、暑温、湿温、秋温诸四时不节之时气病，所感终不离本源，即风寒暑湿燥火之六气，与温病根源不同，从而进一步突出了杂气致疫的观点，使吴又可的杂气学说的内涵更加明确，轮廓更加清晰。

关于杂气从口鼻而入，首先侵犯人体的部位，吴又可提出了著名的膜原说，认为“邪从口鼻而入，则其所害，内不在脏腑，外不在经络，舍于夹脊之内，去表不远，附近于胃，乃表里之分界，是为半表半里，即《内经》所谓膜原是也。”对此，杨氏补充了瘟疫初起的临床见证，他从临床实践中观察到瘟疫毒邪，即杂气侵伤人体，“一发则炎热炽盛，表里枯涸，内外大热”，“一热即口燥咽干而渴，脉多洪滑，甚则沉伏”，呈现一派中焦热盛的证候，与膜原证之寒战热炽，呕恶身重，舌苔白厚而腻的表现不同。对温病的病机，杨氏吸取融通王安道、吴又可、张石顽等诸家之说，强调郁热自内达外，可由血分发出气分，与伤寒自气分传入血分有别。因此提出了“温热之邪，直行中道，初起阳明者十之八九”的中焦说。尝谓：“温病得天地之杂气，由口鼻入，直行中道，流布三焦，散漫不收，去而复合，受病于血分，故郁久而发。”不仅指出温病的感染途径及特点，还提出三焦定位的观点。所谓杨氏解释三焦定位说：“人之鼻气通于天，如毒雾烟瘴，谓之清邪，是杂气之浮而上者，从鼻息而上入于阳，而阳分受伤”，出现发热、头肿、项强痉挛等上焦证；“人之口气通于地，如水土物产，化为浊邪，是杂气之沉而下者，从口舌而下入于阴，而阴分受伤”，出现脐痛、泻、肠鸣等下焦证；“然从鼻从口所入之邪，必先注中焦，分布上下，故中焦受邪，则清浊相干，气滞血凝不流，其酿变即现中焦……此三焦定位之邪也。”疫邪在人体内依其上中下三焦的道路“充斥奔迫，上行极而下，下行极而上”，引起种种变证。但无论何种杂气，中焦为必犯之地，是病变之重心。这些观点，较之吴又可“邪在膜原”、“九传之变”等瘟疫学说，又有了进一步的发展。

清代叶天士、吴鞠通、王孟英等医家都认为，温病是由温、暑、燥、湿等不同邪气自口鼻侵入人体所引起，首先犯肺而发病，叶氏创立了卫气营血辨证，而后吴氏创立了三焦辨证。在治疗上认为伤寒宜辛温解表，而温病则最忌辛温而用辛凉。杨栗山与叶天士同代，于1784年著《伤寒瘟疫条辨》，后于叶氏，而未沿袭叶氏卫气营血分证认识，乃借鉴上述三家之说，提出温病病因。他说：“杂气者，非风非寒，非暑非湿，非燥非火，天地间另有一种偶荒旱潦，疵疠烟瘴之毒也。故常气受病在表浅而易，杂气受病在里深而难。”他受吴又可“疫者感天地之疠气”的启示，并遵河间双解、凉膈制方之法，创制了升降散、芳香饮、清化汤及大、小清凉散等方，杨氏对瘟疫的治疗自云：“余推广河间双解、三黄之意”，但又有发挥与创见，体现其从三焦荡涤疫毒的主旨，在论治温病上别具一格，独树一帜，为治疗温病的简捷途径，其所创方剂在当今疑难杂病的治疗中仍发挥不可小觑的疗效。

杨栗山从对瘟疫病因病机的深邃见解，到清热解毒法的具体应用，形成了一套较为完整的理论体系。张之文氏认为：“杨氏治法，兼又可、余霖之长。”这种评价，堪称允当。值得一提的是，由于杨栗山从不同方面辑录了刘河间《伤寒直格》、王安道《医经溯洄集》、吴又可《温疫论》、喻昌《尚论篇》、张璐《伤寒缵论》、陈尧道《伤寒辨证》、陈良佐《二分晰义》等书的部分内容，因此，有些论说似有因袭杂凑之感，又为《条辨》之不足。

《伤寒瘟疫条辨》成书于乾隆戊子年，即1768年，此书的首刊时间为乾隆四十九年，即1784年，即成书后16年才得以刊印，此书的广为流传应归功于孙宏智，孙氏官于江南，其第三儿适患温病，请数十位医生诊治，但无人知是何病，后得杨氏之书，知是温病，但其子之病已不可救，孙氏痛心疾首，后其家人患病，孙氏据书捡方，悉得痊愈。孙公后曾“悬贴通衢”，一时求医者甚众，经其治愈者十不失一，益信服杨氏之书。遂出资刊印此书，以广其传。孙氏还请当时的经学大家卢文弨、文坛才子袁枚等人作序，大大增加了本书的知名度，为此书的流传做出了贡献。

此书刊行后深为后人推崇，如周魁的《温证指归》在评价《伤寒瘟疫条辨》时说：“其治瘟疫病一法，可谓集诸说之大成，而包罗万有，总汇众流者也。”世人盛赞其论“发千古未发之密”，“分析寒温，如快刀破竹，永断葛藤；如明镜取形，不隐毫发。”并运用杨氏的理法方药治疗温病，屡获卓效。清嘉庆辛未年间，吕田将是书之精要编入《瘟疫条辨摘要》，使其传播更为广泛。已故现代著名老中医蒲辅周曾指出，“瘟疫实与四时温病不同，是杂气为病，杨栗山十五方，治疗杂气瘟疫，疗效很好。”当代名医蒲辅周对杨栗山代表著作《伤寒瘟疫条辨》评价之高，并不亚于吴鞠通《温病条辨》，值得后世学者研读。

三、学术主张

（一）开篇首论运气

杨氏在《伤寒瘟疫条辨》卷一中，首先提出治病须知运气。《治病须知大运辨》说：“天以阴阳而运六气，须知有大运，有小运，小则逐岁而更，大则六十年而易。”还提出：“有于大运则合，岁气俱违者，自从其大而略变其间也，此常理也。有于小则合，于大相违，更有于大运岁气俱违者，偶尔之变，亦当因其变而变应之。”可以看出杨氏对运气理论有很深的研究，他十分重视气运变化对气候的影响，认为它能够进而影响到人体而发生疾病。还指出在治疗瘟疫类疾病时应根据该年的气运情况，来选择相应的治疗方法。

杨氏列举前人之治符合大运者为证，同篇说："尝稽东垣李氏，一则补中为主；丹溪朱氏，一以滋阴为重；金人张氏，一以涤荡为先。皆能表表于世，总得挈领提纲，故合一本万殊之妙。否则当年岂无岁气，而必各取其一邪？再以痘疹言之，有扼要于保元，有独取于辛温，有得意于清凉，是亦治痘之名手，何不见有逐年之分别？要之，大运之使然，非三氏之偏僻也，如曰偏僻，则当年各操其一以应世，何以得各擅其长乎。又举自己体验说："肇于乾隆九年甲子，犹及谢事，寒水大运，证多阴寒，治多温补，纵有毒火之证，亦属强弩之末。自兹以后，而阳火之证渐渐多矣。向温补宜重者变而从轻，清泻宜轻者变而从重。迨及甲戌、乙亥，所宜重泻者，虽极清极解而亦弗验矣，势必荡涤而元枭之势始杀。至甲申、乙酉，荡涤之法向施于初病者，多有首尾而难免者矣。历年以来，居然成一定局，间有温补者，什一千百而已，是大运转于相火矣。"杨氏的"大运"是与"主运"相对比而言，大运的变化周期是60年，主运却是逐岁而更。因为大运、小运变化周期不同，所以就会有大运、小运不相合的情况发生。杨氏特别强调当大运、小运不相合时不可拘束于小运，即其所谓"遗其本而专事其末也"。但杨氏也注意到疾病亦有与小运相合、大运相违，甚至与大运岁气俱违的情况发生。此时，杨氏强调以临床见证为要，而不以常局相推，体现出杨氏灵活的诊治经验和运用原则。

对于大运之说，清·陆九芝亦曾列举历史实例，以为六十年一转为之佐证，方今百花齐放之时，余亦不作左右袒，实际如何，诸君可自验于将来。

（二）条分缕析辨寒温

1. 辨病因　《伤寒瘟疫条辨》指出温病与伤寒的病因为："伤寒得天地之常气，先行身之背，次行身之前，次行身之侧，自皮肤传经络，受病于气分，故感而即动。认真脉证治法，急以发表为第一义……"，"温病得天地之杂气，由口鼻入，直行中道，流布三焦，散漫不收，去而复合，受病于血分，故郁久而发。亦有因外感，或饥饱劳碌，或焦思气恼触动而发者。一发则邪气充斥奔迫，上行极而下，下行极而上，即脉闭体厥，从无阴证，皆火毒也”，两者“风马牛不相及”。

进而分析说：“常气者，风寒暑湿燥火，天地四时错行之六气也；杂气者，非风非寒非暑非燥非火，乃天地间另一种偶荒旱潦，疵疠烟瘴之毒气也，多起于兵荒之岁，乐岁亦有之，在方隅有盛衰，在四季有多寡。”其作用于天地就会“上溷空明清静之气，下败水土污浊之气”，与伤寒“得天地之常气”有着本质的差别。“盖因来而不知，着而不觉，人惟向风寒暑湿燥火所见之气求之”。《条辨》还强调《温疫论》的观点，认为杂气犯人，“各随其气而发为诸病”，某种杂气“专入某脏腑、某经络，专发为某病，故众人之病相同，不关人之强弱，血气之盛衰。又不可以年岁四时为拘，是知气之所来无时也。或发于城市，或发于村落，他处安然无有，是知气之所着无方也”，并断言某种药物可治某种杂气。“毒雾之来也无端，烟瘴之生也无时，湿热熏蒸之恶秽无穷无数，兼以饿殍在野，胔骼之掩埋不厚，甚有死尸连床，魄汗之淋漓自充，遂使一切不正之气，升降流行于上下之间，人在气交中，无可逃避，虽童男室女，以无漏之体，富贵丰亨，以悠闲之志，且不能不共相残染，而辛苦之人可知矣。”既论述了杂气产生的根源，又阐发了温病发生的机制及强烈的传染性和流行性特点，杂气与六淫截然不同，它的特点一是种“类无穷”、“其气各异”，为一切疫病毒邪之总称，因其气各异，故谓之杂气；二是杂气皆毒，对人体的危害远比六淫严重；三是杂气存在于天地之间“无形无声”，人体不易觉察，不似六淫之寒热温凉，人易感觉；四是各种杂气均有地域性、传染性，且无明显的季节性；五是传染性的大小取决于杂气的强弱。《条辨》云：“伤寒不传染于人，温病多传染于人。”在吴又可杂气学说的启发下，杨氏进一步对瘟疫病的发生发展规律作了深入探讨。

2. 辨证候　伤寒与温病病源、病机既异，故临床表现亦有差别，特别是初起证候，大相径庭。

（1）症状　《论候辨》说：“自觉肌肉粟起，即而四肢拘急，头痛、发热、畏寒、恶风、脉缓有汗为中风，脉紧、无汗为伤寒……。温病初起，原无感冒之因，天地之杂气……由口鼻入三焦……伤寒之邪自外传内，温病之邪由内达外，伤寒多表证，初病发热头痛，末即口燥咽干；温病皆里证，一发即口燥咽干。”又：“伤寒感邪在经，以经传经；温病伏邪在内，内溢于经。”瘟疫亦可见到畏寒、发热、头痛、身痛等表证，杨氏阐述其产生的机制：畏寒是因“阳盛格阴所致”；头痛乃由“热郁于内，上攻头面而发”；“杂气怫郁三焦”由内发于外而发热；“热郁表里阻隔，阴阳不通”则为身痛、骨节疼痛等。他依据有诸内必形于诸外的理论，揭示了体表症状产生的原因，他认为体表证候的出现并非邪气直接到达肌表，侵伤肌表所致，而是里证发越于外的表现。至于伤寒表邪化热入里，则证候与温病多有雷同者，故杨氏曰：“温病与伤寒表实不同，里证无大异。”

（2）脉象　杨氏指出：“凡温病脉不浮不沉，中按洪、长、滑、数，右手反盛于左手，总有怫热郁滞，脉结于中故也。若左手脉盛，或浮而紧，自是感冒风寒之病，非温病也。”“凡伤寒自外之内，从气分入，始病发热畏寒，一二日不作烦渴，脉多浮紧，不传三阴，脉不见沉；温病由内达外，从血分出，始病不畏寒，而发热，一热即口燥咽干而渴，脉多洪滑，甚则沉伏，此发表清里之所以异也。”首先，温病发病为天地杂气自口鼻直中中焦，充斥奔迫三焦，为邪气直中，故气口脉盛；第二，温邪病机为怫热郁滞停留肌肉之分，因病位不属于表，故温病脉象为不甚浮沉，但中取洪、长、滑、数；第三，因阴阳相搏，故寸口脉阴阳俱紧。而伤寒则因感冒风寒，为天地之常气，故其传变遵循由表入里、由阳入阴顺序，受邪于气分则病位尚浅，故脉象表现为浮紧或浮缓之不同。

其辨别的关键，在于伤寒初起多见表证表脉，热象不著；温病初起即现里热灼盛之象，多无表证，纵有表证，多是里热浮越于外所致。

3. 辨治法

（1）异机异治　杨氏认为伤寒与温病初起治法即有天渊之别。伤寒多感太阳，温病多起于阳明，“在伤寒，风寒外入，但有一毫表证，自当发汗解肌，消散而愈，其用药不过麻黄、桂枝、葛根、柴胡之类；在温病，邪热内攻，凡见表证，皆里热郁结，浮越于外也。虽有表证，实无表邪，断无正发汗之理。故伤寒以发表为先，温病以清里为主，此一着最为紧要关隘。”又说：“伤寒感冒风寒之气，自外而传于内，又在冬月，非辛温之药何以开腠理而逐寒邪，此麻黄、桂枝、大青龙之所以可用也；若温病得于天地之杂气，郁热在里，由内而达于外，故不畏寒而做渴，此内之郁热为重，……又多发在春夏，若用辛温解表，是为抱薪救火，轻者必重，重者必死。惟用辛凉苦寒，如升降、双解之剂以开导其里热，里热除而表证自解矣。”如对发热的辨治，认为“凡治伤寒温病，当发热之初最为紧要关隘，即宜详辨脉证治疗。”进而指出：“温病发热，断无正发汗之理，热之轻者，神解散、小清凉散之类；热之重者，加味凉膈散、增损三黄石膏汤之类；热之极者，加味六一顺气汤、解毒承气汤大清大泻之。若正伤寒，自当详发热之表里虚实以施治。”并从温病本易伤阴的病理特点，再次强调初起治法与伤寒迥异，指出温病“一发则炎热炽盛，表枯涸，其阴气不荣，断不能汗，亦不可汗，主以辛凉苦寒清泻为妙。”寒温异治，于此洞若观火，焕然冰释。同时，杨氏还以温病用发散类药治疗，不但不能疗病而反致病情加重的特点，证明温病并非寒毒藏于肌肤。

（2）同机同治　更重要的是，杨氏认为尽管伤寒、温病有同证不同邪的情况，但他强调病机相同则治法无异，“在里证，有可用凉膈、承气咸寒攻伐者，温病与伤寒大略同。有可用理阴、补阴、温中、补中调之养之者，伤寒与温病大略同。”即伤寒、温病皆能致阳明郁热、腑实证，均可用凉膈、承气等方清热导滞。如伤寒、温病过程中均出现阴伤或阳亏的症状，均可用理阴、补阴、温中、补中的治法。这一观点充分体现了杨氏在温病治疗中活泼灵动的辨证思想。

（3）祛邪不忘扶正　治疗瘟疫以祛邪为主，但不能忽视正气。杨氏指出：对“气血两虚，阴阳并竭”之“四损”，“当从其损而调之”；“既虚且实者，清补间用”；虚而不能下者，攻补兼施用黄龙汤等等，反映了祛邪不忘扶正的思想。杨氏尤其重视阴液，对“脉虚人弱，不可更下”者，黄连解毒汤合用玉女煎；清补兼施的大复苏饮也是解毒与养阴之品配合。杨氏认为，温病一般无阴证，即或有虚弱之人需用温补药，其中亦宜兼用滋阴之味。

4. 辨厥逆　包括伤寒医家在内的多数医家多以亡阳之机认识温病中的厥逆之证，治以人参四逆辈，此误也。其当属热深厥深。杨氏主张用清下之法治其本。《里证篇》中有脉厥体厥之别，“脉厥沉伏欲绝，体厥四肢逆冷，凉过肘膝半死半生，通体如冰，九死一生（说明此类疾病之严重），此邪火壅闭，阳气不能四布于外，胃家实也，急以解毒承气汤，大清大下之。下而郁热已解，脉和体温，此为病痊；若下后而郁热已尽，反见厥者为虚脱宜补；若下后，郁热未尽，仍见厥者，更下之，厥不回者死”。

（三）发展创新杂气学说

吴又可的杂气学说，曾使温病病因学的认识有了突破性的发展。杨栗山承又可之说，面对“瘟疫盛行，死者枕藉”的现实，通过大量的治疫实践，基于对瘟疫病因、病机的独特见解，全力研究当时瘟疫流行的特点，提出了杂气的病理特征为毒火兼秽浊的认识及清热解毒论治瘟疫的崭新理论。这一理论，发展创新了吴又可的杂气学说，作为《条辨》学术思想的核心，有着较大的理论和临床意义。

1. 明确杂气概念

（1）杂气为毒气　《条辨》开宗明义地指出：“杂气者，非温非暑，非凉非寒，乃天地间另为一种疵疠旱潦烟瘴之毒气。……此温病之所由来也。”毒气之来，不可测识，无论男女老少，中之者即可发为温病，且“受毒有浅深，为病有轻重”。

（2）杂气性质属毒火　杨氏认为：“温病得天地之杂气，……一发则邪气充斥奔迫，上行极而下，下行极而上，即脉闭体厥，从无阴证，皆毒火也。”从病理表现上揭示了杂气为毒火的本质属性，并且认识到凡人一旦感染杂气发为温病，则有毒火这一共同的基本的病理特征，“虽曰温病怪证百出，如飙举蜂涌，势不可遏，其实不过专主上中下焦，毒火深重，非若伤寒外感，传变无常”。

（3）毒气多挟秽浊　杨氏观察到，毒气的猖行与湿热秽浊、死尸腐败、患者排泄物等环境污染休戚相关。因此，他撷取了喻昌《尚论篇》关于污染与瘟疫流行的精辟论述，并且进一步强调指出：“杂气者，……一切秽恶不正之气也。”从而把作为病原的杂气和利于杂气滋生传播的环境联系起来认识病因的性质，从发病与流行性的角度，揭示了杂气易挟秽浊的又一特性。

明确杂气概念，有着重要的理论和实践价值。其一，杂气病理特征为毒火兼秽浊的阐明，使笼统的杂气概念明确化、具体化了许多。并且使方药与病因的针对性更强。正因为这点，杨氏才断然扬弃了吴又可反对用芩、连治疫的论说，首推芩、连、知、柏等苦寒清热解毒药，并极力提倡“逐秽为第一要义”说，选僵蚕、蝉蜕等清化辟秽之品为治疫必用之药，制订出了匠心独具的辟秽清解的重要治法。其二，吴又可治疫以达原饮、三消饮为主，疗效卓著；杨栗山则针对所涉疫病多表现阳明热毒的特点，发展清解十五方，能“救大证、怪证、坏证、危证得愈”，“全活甚众”。这一史实说明，杨氏与吴氏所治之疫在流行和证候特点上无疑是有所差异的，这也是杂气种种不一，为病各异的必然结果。尚需注意的是，杨氏能遵师而不泥师说，从客观的临床实际出发，提出杂气的种种新论，实是难能可贵的。可以设想，当今的温病学家，如能借鉴杨栗山的方法，对种种不一的温病，从发病流行，病理表现两个方面推究其病原的特殊性，揭示各自不同的本质属性，明辨杂气及导致各种不同温病特征的具体病因，杂气的分类也会日趋详实丰富，以便于杂气学说指导施治。

2. 提出“邪毒闭郁三焦由血分发出气分”的病机论，使清解之用立足于早，侧重于疏 吴又可认为瘟疫的病因，非风非寒，非暑非湿，而是天地间别有一种异气，如云：“疫者感天地之疠气，在岁运有多少，在方隅有轻重，在四时有盛衰，此气之来，无老少强弱，触之者即病，邪自口鼻而入，则其所害，内不在脏腑，外不在经络，舍于夹脊之内，去表不远，附近于胃，乃表里之分界，是为半表半里，即《内经》所谓膜原是也。”杨栗山认为，吴又可以瘟疫本于杂气之论，足启后人无穷之智慧，独惜泥于邪在膜原、半表半里而创为表证、九传之说，前后不答，各自矛盾。因此，他阐发瘟疫病机时，没有附会又可膜原之说，而是遵循喻昌《尚论篇》分析《伤寒论·平脉》篇“清邪中于上焦，浊邪中于下焦”的见解，提出邪毒由口鼻而入，闭郁三焦的病机说；受张璐《伤寒缵论》温病由血分发出气分论的启发，提出“邪毒入内，由血分而发出气分”的论点。进而，杨氏综合两说，认为：“杂气由口鼻而入，直行中道，流布三焦，散漫不收，去而复合，受病于血分，故郁久而发”，一发则邪毒充斥奔迫，形成脏腑经络、上下内外一切毒火之证。基于这种认识，他运用清解法时注重了两个关键性问题：早祛邪为贵，疏三焦为务。

（1）清热解毒贵在于早 杨氏认为：“温病邪热内攻，凡见表证，实无表邪。”此时里热结滞，气液不能蒸腾，营卫不能通畅，邪毒不能外透，早用大剂清热解毒，“里热一清，表气自透”。

（2）清热解毒必兼疏利三焦　根据邪毒闭郁三焦的病机论，杨栗山在应用清解法时，尤其重视三焦气机的升降作用。他认为在热毒闭郁之时，“若上焦之阳，下焦之阴，两不相交，则脾气于中难运，斯液注下而生气几绝”。因此，他十分推崇喻昌三焦逐秽解毒说，清热解毒力求疏通三焦气机。如升降散方解云：“取僵蚕、蝉蜕升阳中之清阳，姜黄、大黄降阴中之浊阴，一升一降，内外通和而杂气之流毒顿消矣。”加味凉膈散方下又具体注释说：“连翘、荷、竹等味薄而升浮，泻火于上；芩、连、栀、姜（姜黄）味苦而无气，泻火于中；大黄、芒硝味厚而咸寒，泻火于下；僵蚕、蝉蜕以清化之品，除疵疠之气以解温毒……。”

综观杨氏自序，书中所论，参照有关文献可知其学术来源，除论述伤寒主宗仲景外，而瘟疫诸说，多源于刘河间、王安道、吴又可、张石顽及陈尧道等医家。杨氏书中，引用其他医籍之文甚多，且与原书有出入，有的大段裁取而不著出处。徐国仟点校《伤寒瘟疫条辨》，曾温和地说：“书中部分内容与《伤寒辨证》雷同，故有人认为杨氏抄录于陈尧道者。”姜春华《历代中医学家评析》则毫不客气地指出：“杨氏摘取《温疫论》大段文字而不著出处，有类剽窃。”

四、辨治特点

（一）瘟疫诊断

1. 四诊合参尤重脉诊　杨氏十分重视温病临床脉诊，他说：“伤寒温病不识脉，如无目瞑行，动辄颠陨。夫脉者气血之神，邪正之鉴，呼吸微茫间，死生关头，若能验证分明，指下了然，岂有差错?”由于温病是由火郁三焦，内发于外，从血分而出，故初起“脉不浮不沉，中按洪长滑数，右手反盛于左手”，因“怫热在中，多见于肌肉之分”，故脉不甚浮。如若脉浮大有力或浮长有力，则为热越于外，邪欲外散之象，法当清里泄热，切不可发汗，与伤寒大异也，“生死关头，全于此分”。若脉见沉伏，此乃“蓄热内逼，脉道不利”引起，正如杨氏所说：“若脉沉伏，不洪不数，但指下沉涩而小急，断不可误为虚寒”，“此伏热之毒，滞于少阴，不能发出阳分”。可见脉的浮沉不仅可以指导治疗，还可以判断怫热郁滞的程度，“温病脉中，脉洪长滑数者轻，重则脉沉，甚则闭绝”。此外，从脉象还可知病情的险危，“凡温病脉沉涩小急，四肢厥逆，通身如冰者危”，“两手脉绝或一手脉绝者危”，“脉沉涩而危，状若屋漏者死”，“脉浮大而散，状若釜沸者死”。

杨氏认为临床诊治，“务要脉证两得”，有脉与证相应者，则易于识别，若脉与证不相应者，宜审察缓急，“或该从证，或该从脉”，切勿造次。因此，“夫脉者不可一途而取，须以神气形色声音证候，彼此相参，以决死生安危，方为尽善”，“望闻问切，四者缺一不可”。

2. 其次在舌 瘟疫之舌质舌苔特点，杨氏虽未列专项详述，然于书中亦夹带述及。如《卷二·里证》项下云：“舌黄或黑，舌卷或裂”，又为《卷二·阳证似阴》项下：“舌苔黄黑，或生芒刺，舌卷”。已概述其要。

郁热之舌当红。因气机郁结，邪热不能外达而上灼，故而舌红。由于郁热的轻重不同，舌红的程度亦有差异，轻者舌微红，或仅舌尖红，或舌尖部有晶莹突起之红点为栗状，重则全舌皆红，甚则舌绛少津，极则舌绛干敛或卷。若因湿浊壅塞气机而致郁热者，舌苔厚腻而舌红。湿未化热则苔白，湿初化热则苔白腻微黄，湿已化热则苔黄腻，湿已全部化热化燥则苔干黄或黑而起芒刺；若湿未化而津已伤者，则苔白厚而干或如积粉、如碱、如砂，舌质深红或绛紫。

3. 再次在症 瘟疫初起，可见畏寒甚至寒战，有似邪袭于表。但瘟疫属郁热在里，此畏寒也，乃阳气闭伏于里不得外达，外失阳之温煦而恶寒。杨氏曰：“在温病邪热内攻，凡见表证，皆里热郁结，浮越于外，虽有表证，实无表邪。”若里热郁结甚者，则不仅恶寒，而可出现肢厥、通体皆厥。如杨氏所说：“阳气亢闭郁于内，反而见胜已之化于外。故凡阳厥，轻则手足逆冷，凉过肘膝，剧则通身冰冷如石。”

其与寒厥之区别，在于内证不同。杨氏曰：“及察内证，气喷如火，谵语烦渴，咽干唇裂，舌苔黄黑……实是内热而外寒。”外呈寒象，而内现一派热象，此即郁热的临床特征。当然，这一特征，非瘟疫所独有，凡温病、伤寒、内伤杂病之属郁热者皆然。

以上诸项特征中，以脉沉而躁急最关紧要，其次为舌。至于外寒内热，仅指典型郁热证而言，若无外寒者，其他特征具，亦可诊为郁热证。

（二）瘟疫治疗

1. 辛凉透邪

（1）在瘟疫治疗方面　瘟疫初起可有表证，然“温病虽有表证，实无表邪”，由于温病得于杂气，受病在脏腑，病位偏里，热毒深重。所以瘟疫表证乃因里热怫郁，日久自然蒸动，浮越于外而致里郁表闭者，故“怫郁内炽，温病之所由来也”，此时若误用辛温解表，如抱薪救火，轻者必重，重者必死。杨氏明确指出：盖瘟疫热郁自里达表，亦宜解散，但以辛凉为妙。

辛凉之义有二：一为宣透闭郁腠理之邪。治温十五方中僵蚕、蝉蜕为必用之品，取其辛凉轻浮，散郁透邪之力以防表气郁闭，热不得散。他如增损双解散之薄荷、荆芥、防风，神解散之金银花、桔梗，清化汤之金银花、连翘，加味凉膈散之薄荷、淡竹叶，皆为辛凉轻透之品。故辛凉透邪对于热郁腠理，先见表证尤宜。二为清透里之郁热。杨氏认为，怫郁之里热扬之则越，降之则郁，郁则邪火犹存，故宜辛凉重剂以清泄气分之热，兼以发扬，则炎炎之势皆烬矣。如加味凉膈散之淡竹叶，增损三黄石膏汤之白虎汤，是为辛凉清透之品，用之可防邪热不至还里而成可攻之证。可见辛凉透邪实为内外分清，因势利导，如斯里清表透，自有不发汗而能汗解邪除之妙。

（2）“郁热”认识　外感病，无非伤寒、温病两大类。杨氏所说的温病实指瘟疫而言，主要包括大头瘟、蛤蟆瘟、软脚瘟、瓜瓤瘟、疙瘩瘟、绞肠瘟等。目前认为瘟疫归属温病之中，但杨氏却将伤寒、温病、瘟疫三者并列，认为伤寒、温病乃感天地之常气而作，其邪由表入里，由气分传血分；而瘟疫感天地之杂气乃发，是“杂气由口鼻入三焦，怫热内炽”，其邪由里达外，由血分外出气分。杨氏反复强调瘟疫属“怫热内炽”，而且只有热证无寒证。怫热内炽即郁热，这一病理变化并非瘟疫所独有，伤寒、温病及内伤杂证中皆有之。

温病：伏气温病，因其初起即现里热内发，固属郁热范畴，而新感温病，不论卫气营血各个阶段，其本质亦属郁热，只要有热邪存在，就有郁热的病理表现。卫分证阶段，因“温邪上受，首先犯肺”，肺气为温邪所伤而郁，则卫气不得宣发，卫阳郁而发热，外失卫阳之温煦而恶风寒。所以，卫分证的实质是热郁于肺，属郁热范畴。迨热邪传入气分，无论是热郁胸膈之心烦懊恼，还是热邪壅肺之喘咳，抑或阳明热盛之肢厥，皆属郁热。热入营血，则热邪郁伏程度更重，故以透热转气为特色治则。总之，温病的本质是郁热，透邪外达的原则贯穿于卫气营血各个阶段。

伤寒：若寒已化热入里，即可属郁热。尤其现代因生活条件的优越，饮食厚味，拥火而居，外感风寒而内有热者居多，往往形成寒包火证，此即为郁热。若寒已化热而传至阳明，阻滞气机，阳郁不能达于四末，可呈热深厥亦深之郁热证。邪入少阳，枢机不利，则热郁而口苦、咽干、目眩，阳郁不达而外寒，阳蓄而伸则转热，于是寒热往来。故伤寒三阳经证，寒已入里化热，即可属郁热范畴。

内伤杂病之郁热，可因邪气阻滞、七情所伤，饮食劳倦伤脾，致气机郁滞，阳郁不达而化热。如《医碥》所言，“六淫七情皆足以致郁”，“气不足则郁而成火，东垣所谓阳虚发热也”，其证主要见于肺心肝脾。肺主一身之气，司治节之权。若邪袭于肺而化热，则肺失宣降而气郁，即可形成肺经郁热，出现寒热咳喘、胸闷胸痛等证。肝主疏泄，相火内寄，气郁化火，火郁于肝，出现头痛眩晕、胁胀易怒等证。脾乃升降之枢，痰湿困脾或饮食劳倦伤脾，则阳郁不升，阴火内炽，呈身热倦怠、腹满吐利等症。心主火，心气不畅，火热内郁，症见心烦不寐、惊狂昏谵，或口舌生疮、斑疹疮疡。肾主蛰，火伏水中，以静为贵，故肾无郁火。除四脏之外，六腑亦有郁热。总之，郁热范围很广，非瘟疫所独有。既然病机相同，则其诊断治疗之理亦必一脉相通，故杨氏所阐述的郁热这一体系，不仅囿于瘟疫这一狭窄范围，而对外感内伤皆有普遍指导意义。

2. 重用苦寒清热　瘟疫学派的代表人物吴又可治瘟疫主张祛邪为首务，祛邪者首推苦寒之大黄；余师愚创清瘟败毒饮治疗温病，不论始终均以该方为基本方进行化裁，方中配用集苦寒之最的黄连解毒汤；陆九芝亦提倡用苦寒治温病；以及杨栗山等瘟疫学派的医家，主张在治疗温病时注重用苦寒之品祛除病邪。这是一种积极的措施、根本的治法。温病过程中虽有发热、阴伤、窍闭、痉厥、出血、发斑等诸种症状及病理变化，但引起这些病变的始动原因，则是热邪为患。热邪一时不除，机体一日不安，诸变难息，因此，欲平诸变，须除热邪。疫派医家对此高度重视，因而对来势凶猛的瘟疫之病，可挽于垂危。杨氏十五方中黄连、黄芩等苦寒之品的使用频次仅次于僵蚕、蝉蜕。除升降散、芳香饮外，其余方中均合用黄连解毒汤加减。杨氏善用黄连，从而突破了吴又可治瘟疫畏忌黄连的禁区。

3. 邪分清浊三焦传变 杨氏十分重视体内气机的升降，他认为疫邪直入中焦后，上下流布，弥漫三焦，必然引起气机升降失调，如果“上焦之阳，下焦之阴，两不相交，则脾气于中难运，斯五液注下，而生气几绝矣”。他把疫邪总的分为轻清与重浊两种，轻清之邪浮而上，自鼻进入中焦后“上入于阳”而阳分受伤，出现发热、头肿、项强痉挛等上焦证；重浊之邪沉而下，自口进入中焦后“下入于阴”而阴分受伤，出现脐痛、泻、肠鸣等下焦证。清浊二邪相干于中焦，使“气滞血凝不流，其酿变即现中焦证”。疫邪在人体内依其上中下三焦的道路“充斥奔迫，上行极而下，下行极而上”，引起种种变证。因此，他指出：“温病怪证百出……其实不过专主上中下焦，毒火深重，非若伤寒外感传变无常。”杨氏在温病治疗上，重视宣郁、泄热、解毒，强调升清降浊的“三焦分治”之法。

因此，在治法上，杨氏重视沟通上下，协调气机，使三焦道路畅通，津液得复而不绝。

4. 重视逐秽解毒 喻昌《尚论篇》：疫邪即入，“急以逐秽为第一要义。上焦如雾，升而逐之，兼以解毒；中焦如沤，疏以逐之，兼以解毒；下焦如渎，决而逐之，兼以解毒，恶秽即通，乘势追拔，勿使潜滋”。“升”“疏”“决”乃针对上中下三焦不同病位而立法，然解毒之法，一以贯之。杂气具有毒火之性，一发则邪气充斥奔迫，其“温病怪证奇出，如飚举蜂涌，势不可遏，其实不过专主上中下三焦，毒火深重……”一语，道出杂气致病特点及其本质，因而喻氏于三焦分治时皆兼以解毒。杨氏深得喻氏意旨，认为温病非泻则清，非清则泻，总以清泻三焦热毒为要。如黄连解毒汤主治表里三焦火热亢盛之证，泻火解毒之力甚著，故杨氏常以此方与其他诸方相合，以治温病诸证。如合升降散、大柴胡汤而为增损大柴胡汤，主治温病热郁腠理，里热燥结已甚，为内外双解之剂；增损三黄石膏汤是由黄连解毒汤合升降散、白虎汤加减而成，主治表里三焦大热，五心烦热，两目如火，鼻干面赤，舌黄唇焦，身如涂朱，燥渴引饮，神昏谵语之候；其他如增损双解散、加味凉膈散均由黄连解毒汤合升降散、调味承气汤化裁而成。

5. 推崇吴又可等“温病下不嫌早”之说 杨氏临证体会：“温病之邪，直行中道，初起阳明者十之八九”，强调温病无正发汗之理，惟下证最多，应下不嫌早，明确指出攻里通下在瘟疫证治中的重要地位，所创解毒承气汤、加味六一顺气汤、增损双解散、加味凉膈散等方，皆合用承气汤，深得吴氏“承气本为逐邪”之旨。

“伤寒里实方下，温病热盛即下，其治亦无大异。但伤寒其邪在表，自气分传入血分，下不厌迟；温病其邪在里，由血分发出气分，下不嫌早。其证不必悉具，但见舌黄、呕渴、痞燥满痛一二证，便于升降、增损双解、加味凉膈、加味六一、解毒承气等方，酌情轻重缓急下之，以彻其无邪毒，无不获效。”如发热之重者，加味凉膈散、增损三黄石膏汤治之；热郁失下，邪火久羁之腹满胀痛，主以升降、加味凉膈散加枳实、厚朴通腑泄热；“蓄热内逼，脉道不利”之郁冒，治以加味凉膈散、加味六一顺气汤；热厥之证，更是“非急下之不为功”，用加味六一顺气汤。凡此种种，皆以清泄郁热为主治，郁热得泄而诸症自愈，可谓深得治温之真谛。

杨氏大大扩充了吴又可所列可用下法治疗的症状，诸如面黄、潮热、四逆、目直视、目反折等，均可用下法治疗。这一攻逐兼解毒的治疗思想，发前人所未发，当今中医名家姜春华先生赞曰：“伟哉！杨氏三焦均用解毒，而决之以清泻为大法，真谓治传染性热病之正鹄也。”

6. 导赤泻心 近贤蒲辅周深究杨氏导赤泻心机制，阐之曰：“瘟疫最怕表气郁闭，热不得越；更怕里气郁结，秽浊阻塞；尤怕热闭小肠，水道不通。”盖心与小肠表里相合，热闭小肠则邪气循经攻入心包。杨氏大抵以黄连、犀角、山栀、甘草以清心泻火；滑石、木通、车前子利小便以导热下行，方如大清凉饮等。

7. 清补兼施 瘟疫初起，热郁腠理，有类伤寒之发热恶寒等证，若时医习用辛温之品，则变证蜂起，而成坏证。杨氏崇信仲景“观其脉证，知犯何逆，随证治之”之精义，认为仲景随证治之一语，语简而义广，亦可为瘟疫所设。如“若停滞已尽，邪热愈盛，脉微气微，法无可生，至此，下之死，不下亦死，用大复苏饮清补兼施，宣散蓄热，脉气渐复，或有得生者。”大复苏饮有僵蚕、蝉蜕以辛凉轻透；有犀角地黄汤、黄连解毒汤、六一散以清热凉血，解毒利水；又参以生脉散以益气生津。故凡热入营血，气津两伤者可投以此方治之。

8. 诊治参“四损” 杨栗山在诊疗过程中还十分注重“素疾”、“禀赋”等因素对病证发展的影响。他认为凡大劳大欲、大病久病或年老瘦弱枯槁之人易有气、血、阴、阳虚损之象，此“四损”之人在感受邪气致病后，往往由于自身气、血、阴、阳亏损，而表现出诸多与病性相反的假象。如真气不足之人，感邪虽重，但反无胀满痞塞之证；真血不足之人，感邪虽重，但面目反无赤色；真阳不足之人，感阳热之邪虽重，但反无燥渴谵妄火热之象；真阴不足之人，感阴寒之邪虽重，但无汗出、厥逆等特征。

对于上述情况，杨氏既反对一味滥用补剂，又强调顾护四损之人元气，不可轻用祛邪之剂，而应采用补中有泻、寓泻于补的顺治法。

五、用药特色与组方规律

杨氏对温病治疗学的贡献，还突出体现在他常用并行之有效的治温十五方，用药简洁明净，选药精当，又能与病机丝丝入扣，故多击中要害，每能“救大证、怪证、坏证、危证得愈”、“全治甚众”。贯穿着宣、清、通三大治则，根据病邪之浅深，症情之轻重，选而用之。其中“轻则清之”者凡八方；重则泻之者凡六方；而升降散为其核心方。“升清可以解表，降浊可以清里，则阴阳和而内外彻矣。”

（一）方剂来源

杨栗山根据杂气在病理表现上属毒火的特征，认为：“温病非泻即清，非清即泻，原无多方”，故推广河间双解、三黄之意，制升降散等清热解毒十五方。考其来源大致有三。

1. 采撷于陈良佐《二分晰义》 “升降散”首载于明代张凤逵《伤暑全书》，用于治疗瘟疫，又名太极丸。至杨栗山虽因未能见到《伤暑全书》而“终不知是方始自何氏”，但他幸得“赔赈散”方，并从陈良佐《二分晰义》“两变服法”受到启发，改“赔赈散”为“升降散”。

杨氏给“不知始自何氏”方，命名为“升降散”，纯属巧合。此方原名就叫升降散，已载于早杨氏一百六十余年前明代张凤逵《伤暑全书》。如彭怀仁《中医方剂大辞典》云："升降散，方源《伤暑全书》卷下，……炼蜜为丸，名太极丸"。张鹤腾，字凤逵，明代颍州（今安徽阜阳）人，是明代官吏。张氏曾患暑病，经徽医汪韫石治愈后，发愿搜集治暑诸书。经十余年努力，于公元1623年编成《伤暑全书》二卷。书中记载的治暑方剂，均系历代医家治暑良方，升降散乃其中之一。用于"凡患瘟疫，未曾服他药，或一二日，或七八日，或至月余未愈者"。杨栗山虽未览张氏之书，却幸得其方，并发挥得淋漓尽致，可谓是"集粹择得"的佼佼者。

《伤寒瘟疫条辨》升降散方下按云："是方不知始于何氏，《二分晰义》改分量服法名赔赈散，用治温病，服者皆愈。又名太极丸，余更其名曰升降散。"吕心斋《瘟疫条辨摘要·补遗诸方》指出，《二分晰义》中载有代天靖疫饮子三方，杨栗山《伤寒瘟疫条辨》仅录第一方，命名为清化汤；有宁心驱疫饮子三方，也录第一方，取名神解散。《松峰说疫》载《二分晰义》中有赔赈散一方，用治三十六般热疫。又有大、小复苏饮子，大、小清凉饮子，涤疫散，靖疫饮子，驱疫饮子等方，总以黄连为君。金石文为《赔赈散论说》作序指出：山阴陈良佐先生订热疫证方药，甚平常而功效神速，因名赔赈散，又曰《二分晰义》，以热疫多在春分之后，秋分之前也。陈良佐于《二分晰义》赔赈散方后自注云："以赔赈散命名者，窃谓岁饥有赈，犹赈济之，不可无此药以赔之，故曰赔赈散，散者散也，望仁人君子量力施济散给于人，俾得寿世之意也。"该书中共载治疫方十一首，杨栗山《伤寒瘟疫条辨》辑录陈氏赔赈散易名为升降散，又将陈氏大清凉涤疫方去天冬加牡丹皮易名为大清凉散；小清凉涤疫方加黄芩、栀子易名小清凉散；神效靖疫饮第一方加栀子易名清化汤；神效驱疫饮第一方易名神解散；大、小复苏饮仍用原方原名；芳香饮由神效靖疫饮第二方加减而成。另有神效靖疫饮第三方、神效驱疫饮第二、三方未曾选录。

2. 源于河间《伤寒直格》　《伤寒瘟疫条辨》载："刘氏《直格》以温病为大病，特制双解散、凉隔散、三黄石膏汤为温病表里热毒之良方，其见高出千古，深得长沙不传之秘。"观杨氏增损三黄石膏汤、增损双解散、加味凉膈散可知，三方皆由河间原方合升降散、黄连解毒汤化裁而得。

推究刘河间双解散原方，主治伤寒温病，表里实热。方中防风、麻黄以解表；薄荷、荆芥以清上；大黄、芒硝以涤肠胃；滑石、栀子以利水道；桔梗、石膏以清肺胃之邪；连翘祛诸经之游火；芎、归、芍和肝血以熄风热；白术、甘草健运脾土、胜湿热、御风火。杨栗山根据“温病乃杂气中之一”、“断无正发汗”之理的实际，将解表药易为僵蚕、蝉蜕涤疫气、散结行经、升阳解毒，将香窜、走泄、壅滞之品易为黄连、姜黄辟邪除恶；仍佐归、芍凉血散郁，从而更名为增损双解散以解郁散结、清热导滞，用治邪热从三阴发出三阳的两感证。

增损三黄石膏汤从三黄石膏汤化裁而来，方中用白虎汤寒以制热，用解毒汤苦以下热，佐薄荷、僵蚕、蝉蜕以辛散升浮，能够内外分消郁热之势，对于热毒至深、三焦表里俱实而先见表证者尤宜。

加味凉膈散是由升降散和凉膈散组合而成的。“火郁发之”出自《素问·六元正纪大论》“木郁达之，火郁发之，土郁夺之，金郁泄之，水郁折之，然调其气，过者折之，以其畏也，所谓泻之”，当邪热亢盛至极，往往郁闭气机，使热邪难以外达而郁于体内。加味凉膈散与凉膈散均可用于治疗上、中焦火热证。凉膈散主治“火郁上焦，大热面赤，舌黄唇焦”，加味凉膈散主治“大头、瓜瓤等温病危在旦夕。温证火郁于上，壮热面赤，舌黄唇焦，胸闷气滞，脉象数实”，两方所治均为火郁上焦，但上焦无形之热有“大热”、“壮热”之不同，中焦积热之象有“舌黄唇焦”与“唇燥舌干，烦躁谵言”的差异，可知后者中上二焦热象更炽；加味凉膈散另有“胸闷气滞”一症，所主“大头、瓜瓤等温病危在旦夕”为肿胀严重之病变，亦气机火热郁结严重之象，可见加味凉膈散所治之证中上焦气机郁滞之象明显。加味凉膈散在凉隔散基础上更着重于气机的宣通，所治之火郁在“火”和“郁”两方面都更为严重。方中不仅以升降散升降气机，并入酒与蜜成“引上导下”之用，配合凉膈散本身清上泻下之力，融汇宣、清、通三法，体现了杨氏“上焦如雾，升而逐之，兼以解毒；中焦如沤，疏而逐之，兼以解毒；下焦如渎，决而逐之，兼以解毒”的治疗观点，也是“火郁发之”的具体运用。其关键在调节人体全身气机，气机通畅则邪弗能留。

3. 变通古方　杨氏治温的选方用药，还体现出其崇尚古方的态度，言称

“治病证必以古方”，挑选《明理论》、《医方考》、《名医方论》等经典处方，通过增损化裁，使之与温病病机丝丝入扣。

其治疫十五方中的余下方剂，解毒承气汤、增损大柴胡汤、增损普济消毒饮、加味六一顺气汤四方，亦由大承气汤、大柴胡汤、普济消毒饮、六一顺气汤合升降散、黄连解毒汤加减化裁而成。

《伤寒瘟疫条辨》治疫十五方，虽说不是杨氏首订，但也绝非照录原方，一成不变，而是对前人经验审慎研究，并参以个人心得，灵活变通所制定的。

（二）组方规律

1. 清热解毒与辛凉升透并用 尽管杨栗山强调“温病邪热内攻，凡见表证，皆里证郁结，浮越于外也，虽有表证，实无表邪”，主张温病早期即以清热解毒为主，以冀“里热一清，表气自透”，但并不忽视辛凉宣透的作用，如《伤寒瘟疫条辨》所云：“有先见表证而后见里证者，盖怫热自内达外，热郁腠理之时，若不用辛凉解表，则热邪不得外泄，遂还里而成可攻之证”。因此，辛凉、苦寒并举，是其得意手法。其双解散、神解散、清化汤、芳香饮等方，皆以芩、连、栀、柏等苦寒清解之品为基础，酌选蝉蜕、薄荷、淡豆豉、荆芥、牛蒡子、桔梗等辛凉升散疏透药配伍组成的。这种手法，用治初起即以里热为主要病机的伏气温病。新感温病早期以表证、卫分证为病机重点，治取辛凉轻清；伏气温病初发即见里热，非辛凉苦寒并用不可。

2. 清热解毒必合僵蚕蝉蜕 杨栗山认为：僵蚕、蝉蜕得天地清化之气，清轻而升浮，有辟秽除疵疠之气，解毒散郁火升清阳的重要作用。如杨氏分析增损双解散方义说：“原双解散中之麻黄，温病用之于法大忌，不如易僵蚕、蝉蜕以涤疫气，散结行经升阳解毒。”因此，其治疫十五方中，皆配有僵蚕、蝉蜕。总方升降散竟推僵蚕为君，蝉蜕为臣，置姜黄、大黄于从属地位。其他方总以僵蚕、蝉蜕、芩、连、栀、柏为基础，或合辛凉宣透，或合咸寒攻下，或合凉血化瘀等。这种手法提示人们，应当重视虫类药在温病中的应用。我们在临床上体会到，流行性出血热等传染病，表现为热毒壅盛，广泛性络伤血瘀时，采用杨氏的这种药法，收效较好。

3. 清热解毒与苦寒攻下并举 《伤寒瘟疫条辨》指出：“温病其邪在里，由血分而发出气分，下不嫌早，其证不必悉具，但见舌黄呕渴，痞燥满痛一二证，便与升降、增损双解、加味凉膈、加味六一、解毒承气等方，酌度病情上下缓急下之以撤其毒。”这种认识虽源于吴又可，但具体用药却有别又可而略高一筹。吴又可治疫只主张大黄攻下，反对用芩、连苦寒清解，杨栗山则苦寒攻下，清热解毒并举。其增损双解散、解毒承气汤等“重者泻之”之六方，无不如此配伍。从而组成“大清大泻”之剂，使清热解毒与攻下荡邪起协同作用而功效大增。这可以说是杨氏对又可下法的一种发展和革新。

4. 清热解毒与淡渗分利合用 杨栗山针对瘟疫由邪毒从口鼻而入，怫郁三焦的病机，治疗每从疏利三焦，升降气机，导热外出着眼。常于清热解毒中佐以导赤散、六一散、车前子等，“引火从小水而降”，降浊以助升清。如神解散、小复苏饮中即有生地、木通、车前子，大复苏饮、增损双解散中复增以滑石、甘草。由于杨氏的这种药法往往再合咸寒攻下、凉血散瘀等法一起运用，因此，用之治疗流行性出血热少尿期高血容量综合征、尿毒症等热毒瘀血水湿互结证，实为良法。

5. 清热解毒与凉血化瘀同施 疫毒内结血分，见表里大热，神昏不语，形如醉人，或不省人事，目不能闭者，杨氏订有泻火解毒、凉血散瘀，兼以扶正固脱之大复苏饮。此方以僵蚕、蝉蜕、黄芩、黄连、栀子、知母涤疫清解；犀角地黄汤凉血化瘀；生脉散固脱救逆。不失为治瘟疫热毒深入营血，毒瘀互结，气津环流受阻，阴阳欲脱危证之良方。一般的温病发病较轻，传变较慢，热邪由卫分、气分而渐入血分，其血分证的病机主要是阴液亏损，血热血滞，热毒已受挫折，机体抗邪能力减弱，治宜以生地、牡丹皮、赤芍、犀角（水牛角代）、玄参等凉血解毒、活血化瘀、养阴扶正；瘟疫毒邪来势凶猛，早期即可在血分，血分证的主要病机是热毒壅盛，络伤血瘀，正气亢奋，正邪剧争。此证若单纯用犀角地黄汤则力不胜任，必仿大复苏饮法苦寒解毒、凉血化瘀并进，方可杀其炎威使毒解瘀散，气津流行通畅而病势向愈。

另外，杨氏认为若温病蓄血较甚，见吐血、衄血者“皆属热毒内郁，经络火盛，用大清凉散或犀角地黄汤合泻心汤（指大黄黄连泻心汤），有瘀血紫黑成块者，加桃仁、大黄利之；谵语大便黑者，以解毒承气汤加夜明砂、桃仁、穿山甲、牡丹皮；蓄血阳明发狂者，黄连解毒汤送下代抵挡汤丸（大黄、芒硝、穿山甲、夜明砂、莪术、肉桂、当归尾、红花、桃仁）去肉桂加牛膝、牡丹皮或再加干漆。以清热解毒、凉血化瘀、苦寒攻下三法合为一方，立意新颖，且在一定程度上打破了叶天士血分证的用药规范，弥补了血分治法中少用清解、攻下之不足，堪为后世楷模。

6. 清热解毒反佐以米酒、蜂蜜 过用苦寒清解，容易导致寒遏冰伏，或易损伤胃气，《伤寒瘟疫条辨》辄于清解剂中配以米酒、蜂蜜，酒引之而使上行，蜜调之而使下导，引导协力，寒热并用，补泻兼行，无偏胜之弊。这是杨氏药法的又一妙处。

（三）用药特点

《伤寒瘟疫条辨》中共选方216首，用药186味，药物共出现频次1415次。其中药物出现频率占前几位的依次是：炙甘草78次，生姜66次，黄芩、人参各56次，大枣55次，白芍、甘草各53次，桂枝46次，当归39次，黄连38次，半夏32次，干姜31次，栀子30次，白术29次，附子28次。从中我们可以看出杨氏治疗瘟疫的特点，黄芩、黄连、栀子的出现频率体现了其“急以逐秽为第一要义”的治则。杨氏在攻逐解毒的基础上，更加重视调理气机，这一点体现在应用时炙甘草、生姜、人参、大枣、白芍、甘草、当归、半夏、白术等药物的高频率出现上。

杨栗山十分赞赏仲景用药之秘，组方精而不杂，从杨氏所创的治瘟疫15首方来看，15方共选药50味，辛凉宣透均以僵蚕、蝉蜕为主药。逐秽主用大黄。15方中有7方用大黄，有2方在加减法中有大黄。解毒主用黄连、黄芩、栀子。13方用到黄连、黄芩，11方中有栀子。用大黄之方绝大多数与黄连、黄芩、栀子相伍，充分体现了治瘟疫以逐秽解毒为要义的思想。清法诸方，多配以金银花、黄芩、黄连、黄柏、栀子、龙胆草、知母等，以行清热解毒之功，用于温病之轻证；泻法诸方，常以黄芩、黄连、栀子、黄柏与大黄、芒硝并用，以攻里泻下清热，用于温病之重症。升降散“轻重皆可酌用”。

杨氏在治疗温病临床诸种证候时广泛应用苦寒之品。如温病初起：出现憎寒身重、壮热头痛、舌燥咽干等症，实为卫气同病，用神解散，内配芩、连、柏，或初起热郁腠理、表里俱热，方用增损双解散或增损大柴胡汤，二方内均有芩、连、栀、大黄及黄柏。阳明腑实：出现痞满燥实或热结旁流等症，用解毒承气汤，即大承气汤中加入僵蚕、蝉蜕及芩、连、栀、柏而成。

三焦火热：出现耳聋目赤，口苦自汗，唇干舌燥，口鼻出血，谵语狂乱等类似气（营）血同病者，用大清凉散，方中投黄芩、黄连、栀子、知母、龙胆草大队苦寒之品。神昏谵语：用黄连解毒汤，大、小复苏饮，方用芩、连、栀、柏、知母之属。吐衄蓄血：吐血衄血用犀角地黄汤合大黄黄连泻心汤，或用犀角地黄汤加芩、连、栀等。蓄血用桃仁承气汤合黄连解毒汤。以及治疗痉厥、潮热、烦躁、肿毒等皆投大量苦寒之品。

杨氏用药组方思想代表方升降散，由大黄、姜黄、蝉蜕、僵蚕、米酒、蜂蜜等六味药物组成。其方以僵蚕为君，蝉蜕为臣，姜黄为佐，大黄为使，米酒为引，蜂蜜为导。方中大黄大寒无毒，上下通行，“凡亢盛之阳非此莫抑”，用之“定乱以致治”；姜黄大寒无毒，祛邪伐恶，行气散瘀而辟疫，用之以“辟邪而靖疫”；此二药既伐恶逐秽辟疫，又“降阴中之浊阴”。僵蚕轻浮而升，能清热解郁，散逆浊结滞之痰，辟一切怫郁邪气，用之“以清化而升阳”；蝉蜕为清虚之品，能涤热解毒，用之“以清虚而散火”；此二药既清热散火解毒，又“升阳中之清阳”。四药之外，更有米酒行药势，“伐邪辟恶……引之上行”，蜂蜜润脏腑，“清热解毒……润之下导”。六药合用，使疫邪之流毒顿清，三焦气机升降得复。“其名曰升降散，盖取僵蚕、蝉蜕升阳中之清阳，姜黄、大黄降阴中之浊阴，一升一降，内外通和，而杂气之流毒顿消矣。……可与河间双解散并驾齐驱名曰升降，亦双解之别名也。”因此，杨氏称此方能治“表里三焦大热，其证不可名状者”。在其方下列可治之症二十余条。视瘟疫病热毒之盛衰，秽浊之多寡，邪居之上下，病势之缓急而斟酌用之。正如杨氏所云：“僵蚕以清化而升阳，蝉蜕以清虚而散火，君明臣良，治化出焉；姜黄辟邪而靖疫；大黄定乱以致治，佐使同心，功绩建焉。”升降散的创立正体现了杨氏瘟疫初起用辛凉透达，清热解毒必兼疏利三焦为治的学术观点。近代名医蒲辅周对此方极为推崇，认为“瘟疫之升降散，犹如四时温病之银翘散”。确实启发应用升降散之门径。

还有例如杨栗山选用神解散治疗温病初起、火郁三焦、卫气同病之候，即用升降散加金银花、生地、木通、车前子、桔梗、神曲等药。杨栗山对此方十分推崇。他说：“此方之妙，不可殚述，温病初觉，但服此药有奇验，外无表药而汗液流通，里无攻药而热毒自解，有斑疹者即现，而内邪悉除，此其所以为神解也。”临床中用于火郁三焦、外有憎寒、内有壮热、口苦咽干、舌红苔黄燥者，确有疗效，常能达到营卫通达，汗出病解的目的。杨栗山所创方剂对于温病的治疗至今仍有较高的实用价值。

名中医赵绍琴根据杨栗山的学术思想，阐其精华而有所发挥，治疗温病时多着眼于“郁热”上，每多投以升降散而取效。如治“麻疹内闭”一症，辨为温热郁遏肺卫，内迫营血而见疹点隐隐，出而不透，急投宣肺开郁，解毒透疹之品，以升降散加连翘、赤芍、钩藤、芦根急煎。药后一剂气平疹出，神清热减；二剂大便畅通，麻疹透足，诸症一扫而愈。

清轻宣透、泄热攻下是温病“两感”证的治疗大法。杨氏提出解表泄热法，主要基于他所处的时代，当时正处于温病脱离伤寒而成为独立学术理论体系的斗争最为激烈的过渡时期，正如前面所述，由于认识上的局限性，未能全面地从包括外感在内的多种发病因素来研究热病的治疗，故而不免有失偏颇之处，当辨证看待。如对于单纯邪在卫分的温病，在使用芩、连、时应慎重辨证选药。

下篇
屡试屡效方

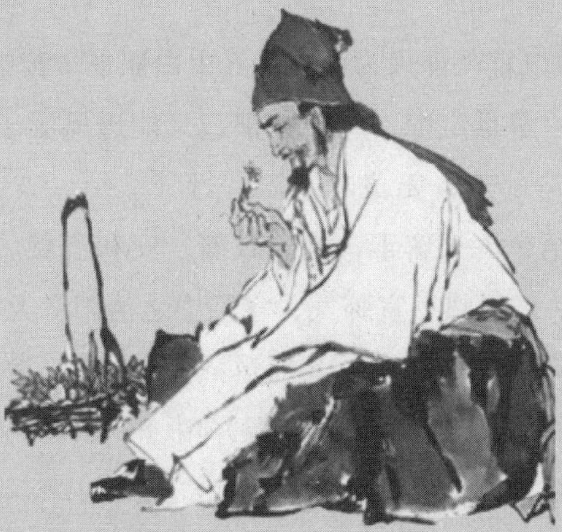

升降散

【来源】清·杨栗山《伤寒瘟疫条辨》卷四。

【组成】白僵蚕酒炒，二钱　全蝉蜕去土，　广姜黄去皮，三分　川大黄生，四钱

【用法】共研细末，和匀。病轻者分四次服，每服重一钱八分二厘五毫，用黄酒一盅，蜂蜜五钱，调匀冷服，中病即止。病重者，分三次服，每服重二钱四分三厘三毫，黄酒一盅半，蜜七钱五分，调匀冷服。最重者，分二次服，每服重三钱六分五厘，黄酒二盅，蜜一两，调匀冷服。一时无黄酒，稀熬酒亦可，断不可用蒸酒，胎产亦不忌。炼蜜丸，名太极丸，服法同前，轻重分服，用蜜、酒调匀送下。

【功用】升清降浊，散风清热。

【主治】温病表里三焦大热，其证不可名状者。温热、瘟疫、邪热充斥内外，阻滞气机，清阳不升，浊阴不降，致头面肿大，咽喉肿痛，胸膈满闷，呕吐腹痛，发斑出血，谵语狂乱，不省人事，绞肠痧（腹痛），吐泻不出，胸烦膈热，疙瘩瘟（红肿成块），大头瘟（头部赤肿），蛤蟆瘟（颈项肿大），以及丹毒、麻风。

【方解】升降散以宣泻郁火为原则。其中白僵蚕辛苦咸平，清热解郁，散风除湿，化痰散结，解毒定惊，既能宣郁，又能透风湿于火热之外；蝉蜕辛咸凉，宣肺开窍以清郁热；姜黄辛苦温，行气散结，破瘀逐血，消肿止痛；大黄苦寒，攻下热结，泻火解毒，推陈致新，安和五脏。四药相伍，其中僵蚕、蝉蜕祛风解痉、散风热、宣肺气，宣阳中之清阳；大黄、姜黄荡积行瘀、清邪热、解温毒，降阴中之浊阴；又加黄酒为引，蜂蜜为导，药至病所，阴阳升降得复。两两相伍，升清降浊，寒温并用，可使阳升阴降，内外通达，气血调畅，共奏行气解郁之效，宣泻三焦火热之邪，升降常复，内外通和，而温病表里三焦之热全清。故名“升降散”。

【方论】是方以僵蚕为君，蝉蜕为臣，姜黄为佐，大黄为使，黄酒为引，

蜂蜜为导，六法俱备，而方乃成。窃尝考诸本草，而知僵蚕味辛苦气薄，喜燥恶湿，得天地清化之气，轻浮而升阳中之阳，故能胜风除湿，清热解郁，从治膀胱相火，引清气上朝于口，散逆浊结滞之痰也。其性属火，兼土与木，老得金水之化，僵而不腐，温病火炎土燥，焚木烁金，得秋分之金气而自衰，故能辟一切怫郁之邪气。夫蚕必三眠三起，眠者病也，合簿皆病，而皆不食也；起者愈也，合簿皆愈，而皆能食也。用此而治合家之温病，所谓因其气相感，而以意使之者也，故为君。夫蝉气寒无毒，味咸且甘，为清虚之品，出粪土之中，处极高之上，自甘风露而已。吸风得清阳之真气，所以能祛风而胜湿；饮露得太阴之精华，所以能涤热而解毒也。蜕者，退也，盖欲使人退去其病，亦如蝉之脱然无恙也。亦所谓因其气相感，而以意使之者也，故为臣。姜黄气味辛苦，大寒无毒，蛮人生啖，喜其祛邪伐恶，行气散郁，能入心脾二经建功辟疫，故为佐。大黄味苦，大寒无毒，上下通行，盖亢甚之阳非此莫抑，苦能泻火，苦能补虚，一举而两得之。人但知建良将之大勋，而不知有良相之硕德也，故为使。黄酒性大热，味辛苦而甘，令饮冷酒，欲其行迟，传化以渐，上行头面，下达足膝，外循毛孔，内通脏腑经络，驱逐邪气，无处不到。如物在高巅，必奋飞冲举以取之；物在远方及深奥之处，更必迅奔探索以取之。且喜其和血养气，伐邪辟恶，仍是华佗旧法，亦屠苏之义也，故为引。蜂蜜甘平无毒，其性大凉，主治丹毒斑疹，腹内留热，呕吐便秘，欲其清热润燥，而自散温毒也，故为导。盖取僵蚕、蝉蜕升阳中之清阳；姜黄、大黄降阴中之浊阴，一升一降，内外通和，而杂气之流毒顿消矣。又名太极丸，以太极本无极，用治杂气无声无臭之病也。（《伤寒瘟疫条辨》）

【临床应用】

1. 发热（三焦热盛）　尹某，女，23岁，1983年5月11日就诊。自述：半月来，自觉咽喉疼痛，午后潮热，体温39℃左右，子时热退，曾在某院诊治不效。现觉心下痞硬，按之疼痛，食少纳呆，五心烦热，小便黄赤，大便5日未行。望其两颧浮红，额上微汗，舌质红绛，苔薄黄，脉弦滑而数。证属湿热之邪内陷阳明，腑热结实，上下不通。治宜轻疏上焦之风热，下泄阳明之腑实。方用升降散加减。

制川大黄6克（后下），生甘草6克，僵蚕9克，净蝉蜕9克。

患者服药1剂，咽痛自止；2剂热势减退；3剂腑气得通，潮热尽除，病告痊愈。

按语 路志正老先生在使用本方时，鉴于药味少，分量轻，对于急性温热病不无病重药轻之虞，故易散为汤剂，以便于尽快控制其邪嚣张之势。至于药引，路老认为酒虽能和血行气、壮肺御寒、辟邪逐秽，宜行药力，但酒性辛烈有损胃烁津、动火生风之弊，温热病用之，无异火上浇油；蜂蜜生用性凉，清热解毒，熟则性温，补中润燥，调和百药，然甘能令人满，对温病夹湿者，不利于湿热的分散，故均弃之不用，同样可收到良效。

［路志正．升降散运用一得．山西中医，1985，(1)：32.］

2. 原发性血小板减少性紫癜（发斑　热入血分、肝失藏血） 刘某，男，3岁。患原发性血小板减少性紫癜，于1993年3月住某院治疗，经用激素月余，效果不佳，遂出院就诊于赵师。初诊时血小板 $30\times10^{9}/L$，全身散在瘀斑，双下肢尤多，有融合成片之势。伴见夜寐不安，小便黄赤，大便干结，面色苍白而唇红且干。察其舌红起刺，诊其脉象弦滑。诊为热入血分，肝失藏血，治以疏调气机、凉血化瘀之法，用升降散加味。

蝉蜕3克，僵蚕6克，片姜黄3克，大黄1克，白茅根10克，小蓟10克，生地榆6克，炒槐花6克，茜草6克。

水煎服，每日1剂。7剂后复诊，全身瘀斑颜色转淡，未再出现新的瘀斑，鼻衄未作，化验血小板已上升至 $90\times10^{9}/L$。继服原方7剂，诸症续减，血小板上升至 $160\times10^{9}/L$。此后继用上方随证加减，如饮食积滞不消加焦三仙、水红花子、大腹皮、槟榔；肝热夜寐不安加柴胡、黄芩、川楝子之类。如此调治3个月，血小板维持在（100～260）$\times10^{9}/L$，紫癜、鼻衄等症未再出现。

按语 血小板减少性紫癜，以皮肤瘀斑反复出现为临床特征，应属中医学“发斑”范畴。传统辨证有虚实两方面原因，今赵师据其斑色紫黑、便干尿赤、脉数舌红等脉证表现断为热入血分，然其用升降散者何也？盖取其升降气机之力为胜。肝主藏血，又主疏泄，气为血帅，血随气行，若肝经郁热则疏泄失职，气机升降失常，肝失藏血之职而为诸出血证。故欲泻肝经及血分郁热，宜先调其气机，气得畅行则郁热宜散，血循于经则出血自止，因此用升降散加凉血化瘀之品治之。此为赵师临床惯用方，效果甚为满意。

［彭建中，杨连柱．赵绍琴时方治验五则．山东中医杂志，1994，13（10）：458－459.］

3. 高热（昏谵　热郁阳明、扰及心神）　邸某某，女，5岁，1990年10月9日就诊。患儿1周前随家人去公园玩耍，因感外邪，翌日即憎寒壮热、头痛身疼、身热如灼。遂往太原某医院急诊科就医。经查体温40℃，即以“高热待检”入院治疗。经用多种解热镇痛剂、抗生素及液体疗法治疗，仍热势起伏，朝轻暮重，晚间高热，时有昏迷、谵语、肢厥等症，家属要求加用中药治疗。患儿现症身体灼热（体温39.5℃），面红气粗，便秘尿赤，口干舌燥，舌红苔黄，脉浮沉有力。病属外邪入里，内陷阳明，里热闭郁，扰及心神，法当清热泻火，宣散郁热，治用升降散加味。

蝉蜕10克，白僵蚕10克，生大黄10克（后下），姜黄5克，连翘10克，1剂。

翌日其母代诉，药后大便已行，身热减（体温38.5℃），昏谵已止。效不更方，仍以前方减大黄为4克，继进3剂。后家长来告，患儿药后热退神宁，诸症已平。

按语　对于小儿外感病的特点，吴鞠通曾云：“盖小儿肤薄神怯，经络脏腑嫩小……邪之来也，势如奔马；其传变也，急如掣电。”小儿一旦感邪，往往正不御邪，故而始病在表，旋即入里，里热郁闭，故有身体灼热、面赤气粗、便秘尿赤、舌红苔黄等症，若邪热扰心，又见昏迷谵语。方用升降散加连翘以宣郁透邪，清热泻火，故服药后实热得泻，郁闭得开，昏谵即止。犹恐余焰未熄，死灰复燃，故在原方基础上，减大黄用量，变通腑泻热为清热透邪，继进数剂以清余邪，乃获全功。

［乔模，王筊．升降散治疗疑难急症体会．中国医药学报，1992，(2)：40.］

4. 小儿遗尿（肝胆郁热、阳明积滞）　阎某，男，11岁，1992年1月26日初诊。患儿自幼至今，每夜尿床1~2次，形体瘦弱，心烦急躁，夜寐梦多，时有梦语龂齿，乏力，食欲不振，精神不集中，经常腹痛，大便干结，小便黄、味秽，舌红苔黄，脉弦数。辨证：肝胆郁热，阳明积滞。治法：清泻肝胆郁热，消导胃肠积滞。

方药：蝉蜕6克，片姜黄6克，白僵蚕10克，大黄2克，柴胡6克，黄芩6克，川楝子6克，7剂。

二诊：服药大便泄泻4～5次，3剂后正常，遗尿未作，除心烦急躁外余症皆减。脉弦滑，舌红。原方去柴胡、黄芩、川楝子，加焦三仙各10克，水红花子10克，7剂。

三诊：仅尿床1次，舌红苔白，脉弦细。

药用：钩藤10克，蝉蜕6克，僵蚕10克，枳壳6克，郁金10克，覆盆子10克，7剂。

四诊：遗尿未作，饮食增，夜寐安，精神爽，二便正常。以黄连2克，蝉蜕6克，僵蚕10克，覆盆子10克，钩藤10克，川楝子6克，生牡蛎20克，7剂，巩固疗效。

按语 小儿遗尿，既往多认为由先天肾气不足，下元虚冷，膀胱失约所致。此患儿经常腹痛，食欲不振，舌红苔黄，大便干结，此为胃肠积滞，郁而化热；心烦急躁，夜寐梦多，甚则梦语龂齿，舌红，脉弦数，乃湿热蕴郁肝胆，内扰心神；湿热下移，蕴集于膀胱，热迫膀胱失约则睡中遗尿。《医学心悟·遗尿》云："火性急速，逼迫而遗。"热灼津液，则尿臊色黄。赵师用升降散升清降浊，调畅气机，荡涤胃肠积滞；再以柴胡、黄芩、川楝子清泻肝胆之郁热，使之郁散、湿去、热清，故而奏效。

［杨连柱．赵绍琴教授运用升降散临证治验举隅．北京中医药大学学报，1993，16（2）：26－28.］

5. 急性化脓性扁桃体炎（乳蛾 表里俱热、火毒攻咽） 李某，男，5岁，1988年9月5日就诊。患儿4天前因发热恶寒、咽痛，去某卫生院诊治，诊为：急性扁桃体炎，予以复方磺胺甲噁唑片口服，肌内注射青霉素治疗3日，热仍不退，而来我院就诊。诊见发热微畏寒，咽喉疼痛，吞咽不利，微咳少痰，口渴引饮，口臭腹胀，尿黄便结，舌质红，苔薄黄，脉弦滑数。查体：体温39℃，咽充血，两侧扁桃体Ⅱ°肿大，上有黄白色脓点，血白细胞13.6×10^9/L，分叶82。中医诊断：乳蛾。西医诊断：化脓性扁桃体炎。证乃表邪未解，里热已盛，火毒攻咽。治宜解表泄热，解毒利咽。方用升降散加味。

蝉蜕、马勃（包煎）各3克，僵蚕10克，姜黄、生大黄（后下）各5克，前胡、桔梗、生甘草各6克，2剂。

药后热退至37.8℃，咽痛减，口臭除，扁桃体脓点消失，再服原方2剂，热退，余症悉平，复查血象正常，病情告愈。

按语 该患儿既有发热恶寒咳嗽之表证，又有口臭腹胀、口渴等里热之候，治当解表清里。正如《外科正宗》所云："肿痛寒热，口干作渴，脉洪数大而有力者，宜发表攻里。"故治以升降散疏风降火、泄热通便、解毒消肿。配以前胡、桔梗、生甘草祛风开闭利咽喉，马勃祛腐解毒。诸药合用，表里同治，上下兼施，药切病机，故获良效。

［张铭正．升降散儿科临床应用举隅．长春中医学院学报，1996，(1)：39.］

6. 头痛（头痛　郁火内结） 李某，男，26岁，2005年5月7日初诊。主诉：头痛月余，阵跳痛，痛剧咧嘴，午痛著，心烦、咽痛、口干，便干，舌红、苔薄黄，脉沉弦滑躁数。证属郁火头痛，法宜清透郁火，方用升降散加味。

僵蚕12克，蝉蜕7克，姜黄、桑叶各9克，大黄4克，栀子10克，连翘15克，菊花、苦丁茶各8克。7剂，每天1剂，水煎服。

二诊：服上方后头痛止，脉转缓滑。

按语 沉弦主气滞，躁数为火热内郁。李教授认为，郁火不得外达，必致上攻、下迫、内窜。上攻则头痛、耳鸣、目赤、咽痛、口干、牙痛、咳喘、心悸、不寐等；下迫则下利、溲淋、腹痛、阴痛、经期超前血多等；内窜则闭窍、神昏、痉厥、动血等，变证丛生。治之，必给郁火以出路，总的原则是祛除壅塞，展布气机。气机条畅，热自透达而解。升降散，乃透达郁热之佳方。

［张腾，王四平，张拴成．李士懋教授升降散临床应用举隅．新中医，2011，43（2）：175－176.］

7. 便秘（便秘　心肝郁热、阳明燥结） 张某，女，60岁，1987年4月就诊。患者曾患乳腺癌，于1983年行双乳切除术。近几日因家中烦恼之事，心情不畅。于1987年4月突感头晕、目眩、口苦、手足心热，濈然汗出烦躁，大便1周不下，曾前往某医院治疗并多次用果导片、开塞露，大便仍不下，即来我院治疗。查：舌苔薄黑而干，舌质红绛，脉弦滑有力。证属：心肝郁热，阳明燥结。治则：清肝泻火，宣通气机，理气通便。方用：升降散加味。

僵蚕20克，蝉蜕10克，姜黄20克，大黄10克，白菊花10克，川楝子20克，枳壳10克，槟榔10克，焦三仙各6克。

3剂，水煎服，1日2次。3日后患者复诊，大便通畅，症状全消。

按语 患者曾行乳房切除术本为气血双亏之体，又感气郁不舒达7日以上，肝失条达，肝热上扰，气机失宜，肝气犯胃，胃失和降则不能饮食，肝郁化火灼伤津液，津液失养不能濡润大肠而大便燥结。因而必须清热开郁，宣通气机而达釜底抽薪之功效。用升降散，一升一降，一阴一阳使内外通和，气机通达。为了增加清肝宣通之效果，又增加了菊花、川楝子、枳壳，加槟榔、焦三仙以和胃。

［彭艾华．“升降散”新用．中国乡村医药，1995，2（5）：230－231.］

8. 糖尿病、慢性浅表性胃炎（痞满 痰湿中阻、脾胃气滞） 朱某，女，56岁。5年前因善饥能食，形体偏胖，疲乏无力，测空腹血糖11.7mmol/L，拟诊为“糖尿病”，先后用格列本脲、二甲双胍、格列齐特等口服降糖药，血糖控制不稳。近半年，自觉食欲不振，食后脘腹胀满，时有心烦胸闷，头昏乏力，四肢困重，偶有胃脘部疼痛，甚则有呕恶，遂来门诊就诊。测空腹血糖13.0mmol/L，餐后血糖15.13mmol/L，查肝肾功无异常，胃镜示慢性浅表性胃炎。患者舌淡稍胖，苔淡黄厚腻，脉沉。辨证为痰湿中阻，脾胃气滞。

僵蚕、姜黄、半夏、陈皮、茯苓、白术各10克，蝉蜕3克，生大黄（后下）、砂仁（后下）各5克，厚朴6克。每日1剂，连服7剂。

二诊：胃脘腹胀满减轻，呕恶未作，头晕亦减，苔淡黄腻，脉沉，测空腹血糖8.11mmol/L，餐后血糖12.13mmol/L。原方加减，去厚朴，生大黄减至3克后下，加鸡内金6克，甘草3克。每日1剂，连服7剂。

三诊：精神振奋，脘痞已除，苔薄，脉沉。复测空腹血糖7.12mmol/L，餐后血糖9.13mmol/L。

按语 中医学认为该病属“痞满”、“恶心”、“嘈杂”等范畴。本例中医辨证为痰湿中阻，脾胃气滞。治宜升清降浊，化湿和中。以升降散为主方，升清降浊，配以二陈平胃化湿和胃，茯苓、白术健脾利湿，砂仁、鸡内金行气消积。气机调畅，湿去正安，如氤阴日久复逢天晴。

［周明东，周刚，周华．拆方辨证妙用升降散．四川中医，2006，24（12）：105－106.］

9. 再生障碍性贫血（虚劳 肝经郁热兼湿热中阻） 袁某，男，70岁。患再障3年余。屡进温补，疗效欠佳。1993年3月初诊。面色萎黄，神疲乏力，心烦急躁，夜寐梦多。舌淡胖，苔腻垢厚，脉象弦滑细数。血红蛋白5克，白细胞29×10^9/L，红细胞2.6×10^{12}/L，血小板60×10^9/L。脉症合参，辨为肝经郁热兼湿热中阻，治宜清泄肝胆，疏调三焦。方用升降散加味。

蝉蜕、柴胡、片姜黄各6克，大黄1克，僵蚕、黄芩、川楝子、焦神曲、焦麦芽、焦山楂、水红花子各10克。

7剂后复诊，患者自觉体力增加，血常规化验，血红蛋白升至9克，红白细胞及血小板数均有所提高，遂依上方加减治疗2个月余，血红蛋白稳定在11克左右，自觉症状大减，面色渐现红润，精神体力大增。

按语 用升降散者，取其疏调气机为胜。血之与气如影随形，气为血帅，血为气母，气行依血，血行随气。故欲宣散血分之郁热，必先疏调气机之郁滞。上述案例固为血分之病，然其未有不致气机失畅肝胆郁滞者，故烦躁易怒，夜寐梦多，脉来弦数，诸证显见。是以选用升降散疏调气机为先，随证加入凉血化瘀、疏利三焦、清热解毒之品，以其切中病机，而能应手取效。《内经》所谓“必先五胜，疏其血气，而令条达”，此之谓也。血病用升降散调气亦从此义。

[彭建中. 赵绍琴运用升降散治疗血液病的经验. 浙江中医杂志，1994，(8)：338－339.]

10. 频发房早（心悸　热结于心）　李某，女，54岁，因心悸、心中懊恼不适入院。该患者因家事郁怒久不得解而致心悸，自觉心跳怦然有力，心中懊恼，夜不能寐。曾先后以柴胡疏肝散和温胆汤调理，始尚有效，继服则不佳，又以西药普萘洛尔、盐酸维拉帕米等口服，效果亦不理想。舌红，边尖红赤，苔薄白，脉结代。心电图示频发房早。中医诊断：心悸，热结于心。此病乃因郁怒而发，气急化火，内扰心神故心悸，虽以柴胡疏肝散及温胆汤，然内结之火不能散解，以致病情反复。宗“火郁发之”之意，以升降散加减。

僵蚕10克，蝉蜕6克，姜黄10克，大黄6克，栀子10克，黄连6克，淡豆豉10克，远志12克，甘草6克。水煎服，每日1剂，分2次服。

诸症大减，前方去黄连加莲子心12克，调理4剂而愈。

按语 心悸一证，多因心气虚，又加惊吓，痰热、虚火扰心而作，属本虚标实之证。此例因郁怒而发，郁久化火扰心。《素问玄机原病式·惊》云：“惊，心卒动而不宁也。火主于动，故心火热甚也。虽而，此为热极于里，乃火极似水而喜惊也。方中僵蚕、蝉蜕、淡豆豉、姜黄解散郁热，使热结得散，黄连、栀子、大黄清泻火热，使热得除，远志宁心安神。故上清下达，升降相因。

［孙增涛．升降散治验举隅．天津中医，1999，16（4）：44.］

11. 升降散的双向调节作用举例

（1）低血压（头晕　肝经郁热）　李某，男，36岁，1992年5月7日初诊。自述血压偏低已近2年，现头目眩晕，神疲乏力，心烦急躁，夜寐梦多，心慌气短，饮食无味，大便偏干，舌红苔厚且干，脉沉细滑数，BP 10/7kPa。证属湿热郁滞，气机不畅。治以芳香宣化，疏调气机。

方药：蝉蜕、片姜黄、川楝子各6克，僵蚕、藿香、佩兰、大腹皮、槟榔、焦三仙、水红花子各10克，大黄1克。嘱其停服一切营养补品，饮食清淡，每天散步2小时。

服药7剂后，诸症减而大便偏稀，BP 13/9kPa，原方加荆芥炭10克，防风6克，灶心土30克（先煎）。以此方加减服用20余剂后，精神爽，纳食香，血压维持在13～16/9～10kPa，而告病愈。

（2）高血压（头晕　肝经郁热）　韩某，男，39岁，1992年8月14日初诊。患高血压病已半年，一直服用复方降压片等，血压仍24～26/15～17kPa。症见头痛目眩，心烦急躁，失眠多梦，大便干结，舌红苔白，脉弦滑数。证属肝经郁热，气机阻滞。治以清泻肝经郁热，调畅气机。

方药：蝉蜕、片姜黄、白芷、防风各6克，僵蚕、苦丁茶、晚蚕砂、炒槐花各10克，大黄2克。

服药7剂后，BP 18/13kPa，余症减轻，停用西药，原方加川楝子6克，服药7剂，血压正常。又以前方加减每周3剂，连服3周以巩固疗效。于1993年2月12日复诊，血压稳定在16/11kPa。

［杨连柱，彭建中．从赵绍琴教授临床经验看升降散的双向调节作用．北京中医药大学学报，1994，17（4）：41.］

12. 肝癌（肝癌　肝热阴伤、气机阻滞、络脉失和）　周某某，40岁，1985年5月20日初诊。患者因胃脘部肿块伴疼痛呕吐于1984年11月经某省医学院附属医院检查确诊为胃癌，并行胃全切除术。1985年因肝区疼痛来北京某医院检查，B超提示肝内有占位性病变，诊断为转移性肝癌。

1985 年 3 月 14 日超声所见：左肝外段及内缘均见低回声区，分别为 0.2cm×2.1cm、3.0cm×2.9cm 大小，边界尚清楚。右肝回声均匀，未见明显异常区。提示：左肝内多发实性占位病变。患者自觉右胁下胀满不适，阵阵作痛，心烦急躁，夜寐梦多，口干咽燥，舌红瘦，苔白而干，右脉弦细滑，左脉弦细。此为肝热阴伤，气机阻滞，络脉失和。良由情志不遂，肝郁日久，化火伤阴所致。先疏调气机以解肝郁。

蝉蜕 6 克，僵蚕 10 克，旋覆花 10 克，片姜黄 6 克，香附 10 克，木香 6 克，丹参 10 克，焦三仙各 10 克，20 剂。

并嘱其注意忌食辛辣厚味，只吃清淡素食，并每日坚持散步运动，不可间断。

二诊：1985 年 6 月 10 日。胁下渐舒适，疼痛大为减轻，诊脉仍弦细，舌红苔白且干，心烦梦多。气机渐调，郁热未清，继用疏调气机方法。

蝉蜕 6 克，片姜黄 6 克，僵蚕 10 克，香附 10 克，杏仁 10 克，枇杷叶 10 克，焦三仙各 10 克，6 剂。

三诊：1985 年 6 月 17 日。脉弦细而数，夜寐欠安，仍属肝经郁热未清、络脉失和之象，再以疏调，参以凉血化瘀。

半枝莲 10 克，白头翁 10 克，蝉蜕 6 克，僵蚕 10 克，片姜黄 6 克，竹茹 6 克，枳壳 6 克，焦三仙各 10 克，6 剂。

四诊：1985 年 6 月 24 日。夜寐渐安，心烦亦减，右脉弦细而滑，左脉濡软，郁热渐轻，仍用前法进退。

半枝莲 10 克，赤芍 10 克，茜草 10 克，半夏 10 克，陈皮 6 克，蝉蜕 6 克，片姜黄 6 克，僵蚕 10 克，焦三仙各 10 克，6 剂。

五诊：1985 年 7 月 1 日。脉象滑软，舌红苔白，嗳气不舒，再以清血化瘀通络方法。

半枝莲 10 克，赤芍 10 克，茜草 10 克，陈皮 6 克，片姜黄 6 克，蝉蜕 6 克，僵蚕 1 克，焦麦芽 10 克，6 剂。

六诊：1985 年 7 月 8 日。脉象濡软且滑，舌白腻润，诸症皆减，仍用凉血化瘀方法。

半夏 10 克，陈皮 6 克，半枝莲 10 克，半边莲 10 克，蝉蜕 6 克，僵蚕 10

克，片姜黄6克，焦三仙各10克，12剂。

七诊：1985年7月22日。脉象濡软，舌红且绛，肝区不舒，用益气化瘀方法。

沙参10克，茯苓10克，赤芍10克，生黄芪10克，茜草10克，蝉蜕6克，僵蚕10克，片姜黄6克，6剂。

八诊：1985年7月29日。复查B超，结果如下：肝左内叶见1.3cm×1.2cm低回声团，边界清晰规则。超声提示：左肝内叶实性占位病变。

诊脉弦细滑数，夜寐梦多，仍属郁热未清在阴分，继用凉血化瘀、益气活络方法。

生黄芪20克，沙参10克，麦冬10克，蝉蜕6克，五味子10克，赤芍10克，茜草10克，焦三仙各10克，半边莲10克，僵蚕10克，片姜黄6克，水红花子10克，30剂。

患者携上方返回山东老家，续服3个月，一切症状消失，身体日渐强壮。于1985年11月来京复查，1985年11月9日超声所见：肝内回声均匀，未见明显异常回声团，血管清晰。胰腺显示不清。超声提示：肝内未见明显异常。

1986年8月患者再次返京复查，结果仍未有异常发现。

按语　初诊、二诊以疏调气机、解肝郁热为主。术后脾胃运化失司日久而致气阴两伤，但其病机的主要矛盾仍然是肝经郁热，因其得知自己患得癌症后心情沉重，情绪低落。肝郁日久必然化热，故表现为心急烦躁，夜寐梦多。郁热在里必然伤阴，故又有口干、脉细、舌瘦等表现。比较起来，肝郁是主要的、第一位的。故治以疏调气机，解肝郁热。三诊到六诊，气机渐畅，症状渐减，治疗重点逐渐转移到凉血化瘀方面，肝藏血，肝经郁热日久，必然造成热入血分而致瘀滞，疏调气机和凉血化瘀结合，气血双调。从七诊开始，在疏调气机、凉血化瘀的基础上，增入益气扶正之品。因为本病之初就存在气阴两伤，属正虚邪实之病，况诊其脉象濡软，气分已显不足，若一味专以清化方法并非上策，此时选用扶正祛邪法最为恰当。

［张林国．赵绍琴治肝癌医案．中国中医药报，2006，12.］

13. 鼻咽癌颈部淋巴结转移（温毒　热毒痰瘀互结、阴液耗损）　练某，男，56岁。鼻咽癌颈部淋巴结转移放疗后2个月余，于2009年10月28日就诊。患者2009年6月发现左耳下肿块，逐渐增大，至当地医院就诊，行肿块穿刺活检，病理提示转移性癌。鼻咽部核磁共振（MRI）检查提示：鼻咽癌。遂接受放射治疗（具体剂量不详），肿块稍见缩小，但放疗反应明显，左耳内胀痛，伴有渗液，口腔干燥，患者拒绝继续放疗。3个月后复查MRI，仍见左颈后三角窝内肿大淋巴结，最大约2.2 cm×1.8 cm，至肿瘤医院就诊，建议再行放疗，患者拒绝而来求诊。刻下症见：左耳内胀痛不适，时有渗液，口干欲饮，纳谷不馨，大便秘结，2～3日一行，小便黄。左侧耳后肿块隆起，质地较硬，约乒乓球大小。舌质暗两侧瘀斑明显，舌苔黄薄腻，脉细弦滑数。西医诊断：鼻咽癌颈部淋巴结转移。中医辨证为热毒痰瘀互结、阴液耗损。治法：化痰软坚、清热解毒，兼以养阴。

处方：生大黄5克（后下），川芎10克，蝉蜕5克，天花粉15克，片姜黄10克，天冬12克，菝葜15克，漏芦12克，山慈菇10克，僵蚕15克，蜈蚣3条，全蝎5克，北沙参12克，生地黄15克，龙胆草6克。水煎服，每日1剂。

2009年11月26日二诊：患者服药1个月，病情有所改善，左耳下肿块缩小，高凸较前稍平，耳胀痛减轻，未再渗液，精神食纳改善，大便通畅，但仍觉口干咽燥、声音嘶哑。舌质瘀象好转，苔腻稍化，脉濡滑。

处方：南沙参12克，北沙参12克，川芎10克，蝉蜕5克，天花粉15克，片姜黄10克，菝葜15克，漏芦12克，山慈菇10克，僵蚕15克，蜈蚣3条，全蝎5克，生地黄15克，龙胆草6克。水煎服，每日1剂。

2010年1月21日三诊：患者左耳后肿块明显减小，仅有枣核大小，食纳睡眠俱佳，声音嘶哑亦见好转，稍觉口干咽燥，夜间明显。舌质暗紫，舌苔白腻，脉滑。仍宗原法调治。

按语 头颈部肿瘤多由忧思、恚怒、气郁、血逆与火凝结而成。《外科正宗》谓“郁火所凝，隧痰失道，停结而成”，气血失和，络脉不通，见肿胀、疼痛等症，特别是一些接受放疗的患者可见咽痛、汤水难咽，检查见咽部黏膜充血、红肿溃疡、口舌生疮等火毒上壅的表现，或见火毒伤阴表现，如口渴咽干、便结尿黄、张口受限、颈部活动不利、麻木等诸多放疗毒副反应。治疗可升散郁火、清泻热毒、化痰消瘀。杨栗山在《伤寒瘟疫条辨》中谓此方“一升一降，内外通和，而杂气之流毒顿消矣……名升降，亦双解之义”。

故笔者在上案中予升降散加减，以疏动气机、调节升降，同时，可根据火热伤阴的特点，加入甘寒凉润、养阴生津之品，使气机升降恢复正常，热去阴复，因而收到了较好的疗效。

［霍介格，李灵常．升降散在头颈部肿瘤治疗中的应用体会．北京中医药大学学报，2011，18（5）：39－40.］

【现代研究】

瞿融等人的实验观察表明升降散对炎症早期毛细血管通透性增高、渗出和水肿具有显著抑制作用。但其抗增殖作用不明显。且升降散能显著降低足渗出物中前列腺素 E_2 的含量，表明其抗炎作用的机制可能与抑制炎症组织前列腺素 E_2 的产生和释放有关。

［瞿融，马世平，徐向伟，等．升降散的抗炎作用．中成药，1996，18（4）：28－30.］

魏凯峰等研究结果表明，升降散对急性肺损伤的治疗作用可能是通过抑制细胞 NF－κB 的表达，从而抑制炎症反应的放大，对抗细胞凋亡，从而达到组织保护的目的。

［魏凯峰，耿义红，常加松，等．升降散对急性肺损伤大鼠肺微血管内皮细胞 NF－κB 表达的影响．南京中医药大学学报，2008，24（5）：341－343.］

南淑玲等研究证实升降散通过抑制致炎因子 IL－1β 等，促进抗炎因子 IL－10 等的产生，有利于体内致炎因子及抗炎因子的平衡，可能是其对流感病毒 FM1 感染小鼠发生效用的机制之一。

［南淑玲，潘杰，章健，等．升降散对流感病毒 FM1 感染小鼠血清 IL－1β、IL－10 含量的影响．辽宁中医药大学学报，2011，13（1）：70－71.］

朱亮等人的研究说明升降散能抑制 LPS 诱导的 VECs 活性物质生成和释放，从而减轻对组织细胞的损伤；不同剂量升降散的治疗结果显示，中、高剂量升降散的作用效果更显著。

［朱亮，郭健，周雄根，等．升降散对内毒素刺激血管内皮细胞 ET－1 和 NO 表达的影响．上海中医药大学学报，2012，26（2）：72－74.］

滕立霞等研究表明升降散可能通过下调 CTGF、α－SMA 的表达，抑制系膜细胞与基质增生，以减轻和延缓肾脏纤维化的发展，从而起到改善肾功能的作用。

［滕立霞，于俊生．升降散对系膜增生性肾小球肾炎大鼠肾组织 CTGF 及 α－SMA 表达

的影响．中华中医药学刊，2011，29（6）：1358－1360.］

于俊生等研究结果提示升降散可能通过下调 TLR_4 表达以减少蛋白尿，减轻系膜区炎症反应，从而抑制系膜细胞增殖，起到保护肾脏的作用。

［于俊生，王强，于惠青．升降散对系膜增生性肾小球肾炎大鼠肾组织 TLR_4 表达的影响．中国中医药科技，2011，18（5）：390－391.］

周刚等研究结果表明，升降散能有效清除 TNF－α、IL－6 及内毒素，使患者 SIRS 的治愈率升高。与此同时，在治疗早期，升降散组和大黄对照组对 TNF－α、IL－6 及内毒素水平的改变，没有显著差异（$P>0.05$）；而后期升降散组与大黄组对比有显著的差异。其分析认为升降散的早期疗效主要还是大黄的降浊排毒的药理特性带来的，这也足以证明大黄为升降散使药，而后期两组对比有显著的差异，考虑为升降散的降浊以升清，升清以降浊，相辅相成的药理特性发挥了作用。如此调整了抗炎因子与致炎因子的平衡，帮助恢复免疫功能的自稳，达到治疗的效果。

［周刚，张朝晖，龚勋，等．升降散治疗重症患者全身炎症反应综合征临床研究．中国中医急症，2012，21（4）：537，569.］

【临证提要】

杨氏治疗瘟疫非常重视升降散的运用，以其为十五方之总方，“轻重皆可酌用”。著名中医学家蒲辅周曾云：“治疗急性病，尤其急性传染病，要研究杨栗山的《伤寒瘟疫条辨》，余治瘟疫多灵活运用杨氏瘟疫十五方，而升降散为其总方。治瘟疫之升降散，犹如四时温病之银翘散。”

升降散重在开郁宣气的基础上泄热，体现温病清热法的一大特色。同时，因其调畅气机的特点，又可与其他清热方相合使用，起到相辅相成，拨云见日的功效。由于郁热导致的阳气不能正常敷布而致的身热肢冷，由于瘀热导致的月经紊乱、痛经，由于热结气郁导致的痰多、胸闷、头痛、咽痛、便秘、精神倦怠等皆可以之化裁施治。

四味药中，蝉蜕、白僵蚕主升，广姜黄、生大黄主降；从归经看，皆归肝经，肝主疏泄，主藏血，能调畅人体气机，而人体的正常生命活动，是阴阳平衡，气机协调的结果，阴平阳秘，升降有序，气机调畅则无疾。升降散恰有调节人体气血升降之功，故能治疗多种疾病。

［王茅．升降散的临床运用．河南中医，2003，23（6）：59－60.］

已故名医蒲辅周先生在治疗时病中，常采用升降散随证化裁，得心应手，立起沉疴。蒲老认为："温病最怕表气郁闭，热不得越；更怕里气郁结，秽浊阻塞；尤怕热闭小肠，水道不通，热遏胸中，大气不行，以致升降失灵，诸窍闭滞。"强调治法重以"透表宣（膈）肺，疏通里气而清小肠"，不使热邪内陷或郁闭为要点。其在治疗风热闭肺中投予桑菊饮加僵蚕、蝉蜕宣肺祛风，轻清透表，3 剂而愈。

赵绍琴先生根据杨氏的学术思想，阐其精华而有所发挥，治疗温病时多着眼于"郁热"上，每多投以升降散而取效。如治"麻疹内闭"一症，辨为温热郁遏肺卫，内迫营血而见疹点隐隐，出而不透，急投宣肺开郁、解毒透疹之品，以升降散加连翘、赤芍、钩藤、芦根急煎。药后 1 剂气平疹出，神清热减；2 剂大便畅通，麻疹透足，诸症一扫而愈。

［韦大文．杨栗山《伤寒瘟疫条辨》与升降散．河南中医，1997，11（3）：139－140.］

增损大柴胡汤

【来源】 清·杨栗山《伤寒瘟疫条辨》卷四。

【组成】 柴胡四钱　薄荷二钱　陈皮一钱　黄芩二钱　黄连一钱　黄柏一钱　栀子一钱　白芍一钱　枳实一钱　大黄二钱　广姜黄七分　白僵蚕酒炒，三钱　全蝉蜕十个　呕加生姜二钱

【用法】 水煎去渣，入冷黄酒一两，蜜五钱，和匀冷服。

【功用】 辛凉和解，散结通腑。

【主治】 温病热郁腠理，里热已盛，或成可攻之证。

【方解】 柴胡专入少阳，疏邪透表，大黄入阳明，泻热通腑，两者共为君，表里兼顾。黄芩苦寒，善清少阳之郁热，合柴胡而有和解少阳之功；枳实行气破结，配大黄内泻热结，行气消痞，芍药缓急止痛，配大黄止腹痛，合枳实调和气血；黄柏、栀子清利三焦，清泻温病在里之郁热；僵蚕、蝉蜕、姜黄实为升降散之意，僵蚕、蝉蜕祛风解痉、散风热、宣肺气，宣阳中之清阳；大黄、姜黄荡积行瘀、清邪热、解温毒，降阴中之浊阴，一升一降，可

使阳升阴降，内外通和，而温病表里三焦之热全清；薄荷乃轻清辛凉之品，其用体现了温病治疗中的宣透大法，温邪性阳，阳气郁于里，故用辛散之品，辛凉宣透；陈皮理气化痰之品，恢复气机升降，又可除湿化痰，助阳之运。以上诸药合用，共奏辛凉通腑、和解之功。

【方论】 大柴胡汤，本为里证已急而表证未罢者设，若用以治温病，最为稳妥。双解散，荆、防以解表，硝、黄以攻里，为双解之重剂。大柴胡，柴、芩以解表，枳、黄以和里，为双解之轻剂。若内热甚者，合黄连解毒汤，或白虎汤，以治老弱人，及气血两虚人之温病尤为适宜。予去半夏，加陈皮，合黄连解毒汤、升降散名增损大柴胡汤。(《伤寒瘟疫条辨》)

【临床应用】

1. 高热（发热　热结少阳，阳明腑实）　李某，男，9 岁，于 1992 年 6 月 12 日以高烧不退 3 天入院。西医给予抗炎、抗病毒治疗，4 天后发热仍早轻夜重，请中医协作治疗。患者发热，神疲嗜睡，小便赤，大便秘，口干苦，舌苔黄厚，脉数。查体温 38.6℃，脉搏 107 次/分，呼吸 24 次/分，血压 14/8 kPa，血常规白细胞 4.6×10^9/L，LY 0.364，GR 0.628，MO 0.008，嘱其停用西药。中医辨证为发热，属邪患少阳，阳明腑实证。治以和解少阳，内泻热结。方用大柴胡汤合升降散。

柴胡 10 克，黄芩 8 克，半夏 8 克，白芍 12 克，枳实 10 克，甘草 10 克，蝉蜕 6 克，白僵蚕 9 克，广姜黄 3 克，生大黄 10 克，蜂蜜为引（每次服药时加入蜂蜜 15 毫升）。

水煎服，每日 1 剂，日服 3 次。

第 2 天查房，病人便通热退，上方去大黄续服 1 剂，痊愈出院。

[王茅. 升降散的临床运用. 河南中医，2003，23（6）：59－60.]

2. 单纯型流行性感冒（感冒　热结气滞）　流感属于中医学的时行感冒范畴，古称时行伤寒。本病时邪为患，多从呼吸道而入，邪之所犯，始于卫气，侵及于肺，波及于胃，重则由营及血，上扰神明。但发病与否、病情轻重与人体正气密切相关。正气虚衰，触之即病。应注意与风温、春温、冬温、伤寒、暑风相区别。本病的诊断较容易，一般多在有流感流行季节发生，有接触史，早期可有流涕、咽痛等，起病急，憎寒壮热，头痛如破，口鼻气热，颜面潮红，目赤，四肢关节酸痛，全身乏力，部分病例伴有呕吐或腹泻、抽风等。一般高热持续3～4天，多则7～8天。流感的单纯型与时行感冒轻证相类似，其证壮热不止，口苦咽干，胸胁苦满，耳聋，目赤，或呕，或口渴，大便燥结，舌红，苔薄黄而干，脉弦数有力。治宜辛凉和解，方用增损大柴胡汤。

柴胡、薄荷、陈皮、黄芩、黄连、黄柏、栀子、白芍、枳实、大黄、广姜黄、白僵蚕、蝉蜕、生姜，水煎去渣入黄酒、蜜和匀冷服，可开腠理，通脏气，解外邪，清里热。

［刘玉英，王植，刘素娴．单纯型流行性感冒的中医证治．长春中医学院学报，1994，3（10）：40.］

【临证提要】

本方原虽为少阳、阳明合病而属热实者设，但后世发展了它的适用范围：对连日不大便，热盛烦躁，舌焦口渴，渴欲饮水，面赤，脉洪实，可加芒硝以泻热通便；若心下实痛连于两胁难于转侧，大便实者，可加瓜蒌、青皮以清热行气；若热盛神昏可加黄连、栀子以清泻心胃之火；若发黄者，加茵陈蒿、黄柏以清热除湿退黄；若呕仍不止，加左金丸、姜竹茹以清热止呕。尤其是提倡中西结合以来，大柴胡汤更是在消化系统疾病、急腹症中得以广泛地使用。

增损大柴胡汤实则为大柴胡汤与升降散合方而成。其应用广泛从上可知。临床中，疾病千变万化，并不是全按书上来患病，有些病，有时用药只需一二味便可，有时需要一个方，更多时候需几个方剂的合方才能愈病，这就要求医者苦练基本功，多临床，先要记住单味药证，后记方证，日子久了，再记合方证，自然而然会将一个方看成一味药来记，再后来将几个方的合方当作一味药来用，若再来一个复杂疾患，脑海自然会联想起一个合方方证。若真读懂经典，临床治病则能左右逢源，不被寒热错杂所迷惑，中医诊治水平会更上一层楼。

［邓诗军．从几则经方案例看合方是方证的发展与延伸．国际（中日韩）经方学术会议第二届全国经方论坛暨经方应用高级研修班论文集．中华中医药学会，2011：2］

增损双解散

【来源】 清·杨栗山《伤寒瘟疫条辨》卷五。

【组成】白僵蚕酒炒，三钱　全蝉蜕十二枚　广姜黄七分　防风一钱　薄荷叶一钱　荆芥穗一钱　当归一钱　白芍一钱　黄连一钱　连翘去心，一钱　栀子一钱　黄芩二钱　桔梗二钱　石膏六钱　滑石三钱　甘草一钱　大黄酒浸，二钱　芒硝二钱

【用法】水煎去渣，冲芒硝，入蜜三匙，黄酒半酒杯，和匀冷服。

【功用】解郁散结，清热导滞，表里双解。

【主治】温毒流注，无所不至，上忤则颈痛，目眩耳聋；下流则腰痛足肿；注于皮肤，则发斑疹疮疡；壅于肠胃，则毒利脓血；伤于阳明，则腮脸肿痛；结于太阴，则腹满呕吐；结于少阴，则喉痹咽痛；结于厥阴，则舌卷囊缩。

【方解】本方是在刘河间双解散的基础上加减而成的，并且是以升降散为底方来用药。方中僵蚕、蝉蜕得天地清化之气，以涤疫气，散结行经，升阳解毒共为君。白僵蚕辛苦咸平，清热解郁，散风除湿，化痰散结，解毒定惊，既能宣郁又能透风湿于火热之外；蝉蜕辛咸凉，宣肺开窍以清郁热；姜黄辛苦温，行气散结，破瘀逐血，消肿止痛；大黄苦寒，攻下热结，泻火解毒，推陈致新，安和五脏。两两相伍，升清降浊，寒温并用，一升一降，可使阳升阴降，内外通达，气血调畅，共奏行气解郁之功，宣泄三焦火热之邪，升降常复，内外通和，而温病表里三焦之热全清。

在此基础上，对于伏郁之火毒，佐以归、芍凉血散郁以退蒸。当归辛甘温，可升可降，味甘可补，气辛可行可散，血中气药也；白芍微苦、微甘、微酸，气微寒，敛降多而升散少，阴中阳也。降可入血，补肝虚，泻肝实，利小便。敛血虚之发热，祛血虚之腹痛。两药合用，则心肝和而风火自熄矣。

【方论】温病本身凉不渴，小便不赤，脉不洪数者，未之有也。河间以伤寒为杂病，以温病为大病，特立双解散以两解温病表里之热毒，以发明温病与伤寒异治之奥秘，其见高出千古，深得长沙不传之秘。两感证，惟河间双解散，解郁散结，清热导滞，可以救之，必要以双解为第一方，信然。予加减数味，以治温病，较原方尤觉大验。河间双解散，麻黄大热，冬时正伤寒发汗之要药也。温病乃杂气中之一也，断无正发汗之理，于法为大忌。不如易僵蚕、蝉蜕得天地清化之气，以涤疫气，散结行经，升阳解毒，且郁热伏于五内，伤损正气，胀闷不快，川芎香窜，走泄真元，白术气浮，填塞胃口，

皆非温病所宜，不如易黄连、姜黄辟邪除恶，佐归芍凉血散血以退蒸，心肝和，风火自熄，因名增损双解散。(《伤寒瘟疫条辨》)

【临床应用】

1. 生殖器疱疹（湿疹　热郁气结）　王某，男，39岁，1999年4月3日就诊。患生殖器疱疹3年，反复发作，曾在当地医院用阿昔洛韦、胸腺肽、干扰素等治疗，迁延不愈，平均2个月发作1次，十分痛苦。刻下自觉左侧臀部不适，阴囊潮湿且在左侧有一簇红色小水疱，伴疼痛，累及小便，舌红苔薄黄腻，脉细弦。予增损双解散加减。

处方：白僵蚕10克，蝉蜕6克，片姜黄6克，生大黄3克，防风3克，薄荷3克，荆芥3克，白芍3克，黄连3克，连翘10克，黄芩10克，栀子10克，黄柏10克，苍术10克，牛膝10克，滑石15克（包煎），穿山甲15克，徐长卿15克。

10剂。服药2剂疼痛止，渗液减半。

服10剂后症状消失。上方去滑石，加生薏苡仁50克，配3剂打粉装胶囊服用，每日3次，每次3克，半年后随访未发。

［汤志仁，周文卫．增损双解散加减治疗生殖器疱疹．江苏中医药，2003，(4)：7］

2. 单纯型流行性感冒（感冒　表气不舒，里热内结）　李某，女，39岁，1993年1月3日就诊。该患发热、恶风寒、肢节疼痛已1周。经发汗等治疗各症可减，稍后复如病初。逐渐出现壮热不退，微恶风寒，头痛，目眩，咽喉疼痛，口渴，四肢腰脊疼痛，尿黄赤，便干，遂来就治。查面红目赤，舌红，苔薄黄，脉浮数有力。诊为本病。治以解表清里，方用增损双解散。

白僵蚕（酒炒）10克，蝉蜕10克，姜黄5克，防风15克，薄荷5克，荆芥穗5克，当归5克，白芍10克，黄连5克，黄芩10克，连翘10克，栀子5克，桔梗7.5克，生石膏30克，滑石15克，甘草5克，大黄（酒炒）5克，芒硝（冲）5克。

水煎去渣冲入芒硝，兑入蜜3汤匙、黄酒半小杯，和匀冷服。每日2剂，分4次服，4剂尽后而愈。

按语　本例表阳被郁，邪热内炽，邪气已虚，故汗出不解，取表里双解法。本方药力上行头面，下达足膝，外通五窍，内通脏腑、经络，驱除邪气而奏效。

［刘玉英，王檀，刘素娴．单纯型流行性感冒的中医证治．长春中医学院学报，1994，10（40）：40.］

3. 高热（发热　温病余热伤阴）　刘某，女，50岁，1980年3月14日就诊。患者初病畏寒发热，1周后伴有咳嗽，经治疗后，咳嗽畏寒已愈，惟发热不除已2个月余，午后高热，日暮之后，烦热尤甚。曾经某医院诊为支气管炎，而用过多种抗生素皆未获效。继用中药以发表宣肺等法，屡经得汗，但发热不减，乃来门诊治疗。证见：患者面色潮红，形体瘦弱、头晕、胸烦热，口渴欲冷饮，轻咳，痰略黄，厌食油腻，大便燥，尿黄，舌红、苔黄，少津，脉弦细数。证属风热束表，发汗太过，以致正虚邪恋，急宜肃清余邪兼以养阴。予增损双解散加减。

蝉蜕15克，僵蚕15克，姜黄10克，连翘15克，栀子10克，大黄10克，桔梗10克，薄荷8克，甘草10克，生地15克，地骨皮15克，蜂蜜15克（冲服）。

服6剂后，发热减轻，胃纳已佳，大便正常，原方略为加减，服12剂后，热退净而愈。

［洪郁文．运用增损双解散加减治疗高热举隅．辽宁中医杂志，1985，（2）：27.］

【现代研究】

增损双解散是集宣散、清解、通腑等多途径祛邪手段为一体，以调畅气机为其要义，双解温病表里热毒的代表方。研究结果表明增损双解散在防治温病气分高热方面，抗氧化清除脂质过氧化物，提高机体免疫功能，增强机体抗病能力及保护重要脏器的生理功能方面，均优于双解散。

［宋素花．增损双解散防治温病气分证发热的实验研究．山东中医药大学硕士学位论文，2003，3.］

【临证提要】

增损双解散为清·杨栗山《伤寒瘟疫条辨》中的温病十五方之一。杨氏说："余治温病，双解、凉隔愈者，不计其数。……数年以来，以二方救活者，屈指以算，百十余人。"

杨氏认为，温病的病因是自然界的杂气，与吴又可所说的"异气"、"疠气"相类同。制方从河间之例，但大有发挥，其特点是在双解的基础上复加升降，突出僵蚕、蝉蜕二药的作用。僵蚕味辛苦气薄，轻浮而升，胜外风而除湿，熄内风而解痉，升清散郁，化痰散结，疏通经络。蝉蜕味咸而甘，气寒无毒，清轻互浮，涤热解毒，透表祛风镇痉，而定抽搐。且蝉蜕清虚散火，僵蚕清化升阳，二者合用，使清阳之气，循经敷体，浊阴之气，离经自散，邪溃正复，诸症渐除。

增损双解散为治温病方，原治温毒流注伤于阳明、太阴、厥阴、少阴等造成诸症，用于解散阴阳内外之毒。方中以僵蚕、蝉蜕为君臣之药，辛凉透邪，轻凉解郁，升阳中之清阳；姜黄、大黄为佐使之药，祛邪伐恶，行气散郁，建功辟疫，上下通行，降阴中之浊阴；复合黄连解毒汤、三妙丸及薄荷、荆芥、防风之品，清解湿热之毒，从而使人体气机升降有常，内外通和，杂气之流毒顿消。

［汤志仁，周文卫．增损双解散加减治疗生殖器疱疹．江苏中医药，2003，(4)：7.］

湿毒、热毒引起的内外之证，以全身发热，谵语惊狂，局部疮疡斑疹，红肿焮或痛下利脓血，耳聋目眩，舌黄口燥，脉洪长滑数为辨证要点。其特征为表里俱实。若发热甚，加大栀子、石膏用量；便秘明显，加大芒硝量，以软坚润燥通便。

［李顺保．温病学方剂临床实用手册．北京：学苑出版社，2007，6：430.］

加味凉膈散

【来源】清·杨栗山《伤寒瘟疫条辨》卷四。

【组成】白僵蚕酒炒，三钱　蝉蜕（全）十二枚　广姜黄七分　黄连二钱　黄芩二钱　栀子二钱　连翘去心，三钱　薄荷三钱　大黄三钱　芒硝三钱　甘草一钱　淡竹叶三十片

【用法】水煎去渣，冲芒硝，入蜜、酒冷服。

若欲下之，量加硝、黄；胸中热，加麦冬；心下痞，加枳实；呕、渴，加石膏；小便赤数，加滑石；满，加枳实、厚朴。

【功用】升清降浊，清泻郁热。

【主治】大头、瓜瓤等温病，危在旦夕。温证火郁于上，壮热面赤，唇燥

舌干，烦躁谵言，胸闷气滞，脉象数实。

【方解】本方以凉膈散为基础加味而成。方中以凉膈散加入僵蚕、蝉蜕、姜黄、黄连，并加大薄荷、连翘用量，以生大黄易酒大黄。僵蚕、姜黄、蝉蜕与凉膈散原方中大黄组成升降散的配伍，宣畅气机，助郁热外透；薄荷、连翘用量增大并入黄连，使原方清热解毒之力更强，大黄改酒制为生品，泻下涤热之力更猛。总之，加味凉膈散与凉膈散相比，于清上泻下之外更着重于宣透，清泻热邪之力更强，适用于上焦郁火极盛之证。

【方论】方中翘、荷、竹味薄而升浮，泻火于上；芩、连、栀、姜味苦而无气，泻火于中；大黄、芒硝味厚而咸寒，泻火于下；僵蚕、蝉蜕以清化之品，涤疵疠之气，以解温毒；用甘草者，取其性缓而和中也；加蜜、酒者，取其引上而导下也。(《伤寒瘟疫条辨》)

【临床应用】

1. 流行性腮腺炎（大头瘟　郁热内结，里气不舒）　一般资料：流行性腮腺炎41例，男性23例，女性18例；年龄4～15岁，平均9岁；病程2天以内32例，2～4天9例。

治疗方法：予加味凉膈散。

蝉蜕、僵蚕、姜黄、大黄、黄连、黄芩、连翘、淡竹叶、栀子（剂量随年龄而定），水煎后去渣，加入芒硝、蜂蜜、黄酒。每日1剂，分3次餐后服用。

结果：痊愈（治疗3天以内体温恢复正常，腮腺肿胀消失）31例，显效（治疗3天以内体温恢复正常，腮腺肿胀基本消失）8例，有效（治疗7天内体温正常，腮腺肿胀有所减轻）1例，无效（治疗7天以后发热及腮腺肿胀无减轻）1例，愈显率95.12%。

按语　流行性腮腺炎属中医学“大头瘟”范畴，其病来势急、症状重，治疗不及时，可引起其他并发症。中医学认为本病乃外感疫疠之邪壅遏于内，热毒上攻所致。治疗重在清热解毒。杨栗山在《伤寒瘟疫条辨》中用本方治疗，所谓“愈者不计其数”。方中蝉蜕、僵蚕、连翘、薄荷味薄而升浮，祛邪伐恶，清热解毒，泻火于上；黄连、黄芩、栀子、姜黄味苦而厚，清热解毒，辟邪泻火于中；大黄、芒硝大寒泻火；黄酒“伐邪辟恶，引药上行”；蜂蜜

“清热解毒，润之下导”。诸药合用，使疫毒顿清，三焦气机升降得复，发热肿胀之症速愈。经临床观察，本方治疗流行性腮腺炎具有疗程短、疗效佳之特点，实为治疗流行性腮腺炎之良方。

［邓朝阳，陈霞．加味凉膈散治疗流行性腮腺炎41例．中国中医急症，2003，17（2）：156.］

2. 化脓性中耳炎（风温　温热夹湿、表里壅闭）　张某，女，19岁，慢性中耳炎急性发作3天，体温39.5℃，汗出不畅，耳痛目赤，头痛甚，恶心烦躁，便闭，曾服土霉素未效，脉滑，舌质红，苔黄腻。时值初春，风温夹湿，表里壅闭。拟凉膈泄热，升清降浊，表里双解，用加味凉膈散。

大黄9克，僵蚕9克，蝉蜕4.5克，姜黄6克，蒲公英15克，芒硝（烊化）6克，薄荷4.5克，黄芩9克，栀子6克，生甘草4.5克，连翘9克，黄连6克，淡竹叶6克，1剂。

药后便解，汗畅，耳痛大减，体温渐降，继服3剂，体温恢复正常，后调理而愈。

按语　患者因化脓性中耳炎见高烧不退。从脉症分析证属风温夹湿，表里壅闭。杨氏云：“风温……每以温病十五方，视其轻重而施之屡效。”笔者选用加味凉膈散治之，果获良效。

［薛伯寿．杨栗山温病十五方的临床应用．江苏中医药．1981，（4）：21－23.］

3. 彭景星运用加味凉膈散治疗温病三则

例1　龙某，男，17岁。1968年秋患“伤寒”治愈10余日，因劳作过早，调摄失宜而复发。起即高热稽留于39℃以上，肌肤灼热无汗，脾肿大2.0cm，质软，昼则神清，暮则谵语不止，胸膈烦热如焚，唇干口渴，饮水不多，小便赤涩，大便秘结，舌质晦绛苔黄厚微腻，脉濡数。彭师详审脉症，虑为伤寒复发。乃湿温重症，已见怫郁化火，充斥表里，弥漫三焦之险候。遂用本方加芦根、滑石各30克，配方2剂（第1剂大黄仅用6克），令日夜各服1剂，同时以生理盐水200毫升/次，连续灌肠2次，导出燥屎5枚。翌日解臭秽黑粪2次。继将玄明粉量减半，仍守方日夜各服1剂。从此日解黑粪7～10次，热势渐减，3日后夜不谵语，周身絷絷汗出，胸腹满布水晶色白瘖，粪已变褐色，日解4次，舌绛晦均减，苔变黑薄欠润，胸膈尚觉微烦，能进流汁饮食。遂于方中去玄明粉、连翘、薄荷，将大黄、栀子用量减半炒用，并改为日服1剂。6日后舌苔化净，大便虽日解3次，而粪色转黄成形。历时15天，服药20余剂，方入坦途，经调理而康。

例2　邓某，男，6岁，于1975年夏病“乙型脑炎”。起则头痛、发热、嗜睡，次晨来诊，体温39℃，项强2指，昏睡或烦躁不安，间见抽搐，呕吐3次，口渴喜饮，胸腹灼热并有红色小疹，小便短赤，大便2日未解，舌绛苔黄燥，脉洪数，乃暑邪怫郁，充斥三焦，将陷厥阴之势。用本方减半量，加金银花、板蓝根、芦根、滑石各15克，当即煎服。初则呕不受药，采取手指紧掐双“内关”法，再服药即不复吐。一昼夜连服2剂，即刻便通热减，神清静卧。续服2剂，诸症缓和。遂于方中去玄明粉，将大黄、栀子量减半并炒用，更加清暑养阴之沙参、西瓜翠衣、鲜荷叶等，又服5剂而康。

例3　王某，男，52岁。1971年夏，右鼻唇沟处生一小疖，根脚紧束，局部坚硬，搔破后肿势蔓及头面，痛麻交加，憎寒壮热，神识恍惚，周身酸痛，体温39.8℃，脉沉实而数，舌绛晦，苔黄腻。此升降失司，热邪郁遏，化为火毒，已露“走黄”（败血症）之端倪。其治除用青霉素与局部敷药外，即以本方加羌活6克，大青叶、金银花各20克，赤芍9克为剂，水煎服。1剂便通热减，病灶未见发展，续服2剂，热痛已除，局部组织变软，有白色脓头外露。遂停用西药，内服药中去玄明粉、羌活，而栀子、大黄用量减半并炒用，另加当归10克，再服3剂，诸症消失，停服中药，局部换药周余而痊。

按语　凉膈散方以连翘、薄荷、淡竹叶泻火于上；芩、连、姜黄泻火于中；大黄、玄明粉泻火于下。更以清化之僵蚕、蝉蜕祛风胜湿以涤毒。合之既可泄三焦怫郁之火，复能涤脏腑疵疠之毒，有较强的抑菌抗病毒作用。因其通泻撤热，给病邪以出路，加速体内热邪排泄，故对多种热性病有较好的疗效。上述诸证皆治用本方。例一加芦根、滑石“渗湿于热下”，使湿不与热相搏而势孤易除。伤寒相当于中医学之“烂肠瘟”。恐硝、黄攻泻力猛，致肠出血或穿孔，故首剂大黄仅用6克，同时以小剂量无刺激之生理盐水灌肠导泻。当直肠燥屎导出后，减轻通泻阻力，似更为安全。临床所见，大便通泻后，病情皆随之减轻，诚有“秽恶一下，邪热自此而消”之验。例2除通泻撤热外，更加金银花、板蓝根清热解毒，滑石、芦根涤暑利湿。例3重在升清降浊，凉血解毒，但火邪怫郁较甚，故加羌活以发散郁火，金银花、赤芍等活血解毒。

［彭慕斌，徐想德，陈育英．彭景星运用加味凉膈散的经验．湖北中医杂志，1999，21（5）：198－199.］

4. 口腔扁平苔癣（口癣　湿热循经上扰，熏蒸于口舌颊唇）　马氏等治疗口腔扁平苔癣患者68例。口腔局部予生物溶菌酶喷雾剂并口服加味凉膈散煎剂，共治疗3个疗程，每个疗程10天。结果：中西药结合治疗可使症状减轻，促进糜烂愈合，并减少复发。总有效率93%。

［马华，李英．中西医结合治疗口腔扁平苔癣68例．现代中西医结合杂志，2005，14（10）：1330.］

【现代研究】

王兵等研究显示，与模型组比较，加味凉膈散防治组PCL升高，M－CSF、sCD40L、TLR4降低，且随剂量增加，其作用增强。表明加味凉膈散可能通过颉颃LPS与血小板TLR4结合，抑制血小板TLR4表达上调，减少血小板及巨噬细胞过度活化，从而缓解LSP诱发的M－CSF减少。

［王兵，王勇强，邵蕾，等．加味凉膈散对脂多糖诱发小鼠血小板减少症的影响．山东医药，2011，51（45）：30－32.］

王兵等研究结果表明：加味凉膈散加西医常规治疗组与单纯西医常规治疗组比较，IL－6、TNF－α、CRP水平降低。说明西医联合应用加味凉膈散在早期脓毒症解毒抗炎、攻邪安正方面显示出良好的治疗前景。

［王兵，邵蕾，徐春雷，等．加味凉膈散对早期脓毒症解毒抗炎攻邪安正作用观察．辽宁中医杂志，2009，36（6）：941－942.］

张云松等研究结果表明：加味凉膈散煎剂在降温，症状改善，改善血液流变学，改善各脏器组织充血、瘀血和出血的病理状况，控制炎性渗出，抑制组织细胞的变性坏死，消除炎症方面疗效优于西药以及银翘白虎汤且差异显著。

［张云松．解毒通腑法治疗温病气分发热的研究．山东中医药大学学报，1998，22（2）：118.］

【临证提要】

本方虽功兼宣、清，究以通泻为主，与之前凉膈散有许多共通之处。因大便通畅，故邪不能留，正所谓给病邪以“出路”。杨氏谓但见“舌红、呕、渴、痞、燥、满、痛一二证，即可使用本方”，但从其“量人之壮弱，度邪之轻重，察病之缓急，然后用药”之嘱看，亦极慎重，并非孟浪攻下。临证当把握住畅通一身气机，给邪以出路的核心治疗目的。

增损三黄石膏汤

【来源】清·杨栗山《伤寒瘟疫条辨》卷四。

【组成】石膏八钱　白僵蚕酒炒，三钱　蝉蜕十个　薄荷二钱　淡豆豉三钱　黄连二钱　黄柏盐水微炒，二钱　黄芩二钱　栀子二钱　知母二钱

【用法】水煎去渣，入米酒、蜜冷服。腹胀疼或燥结加大黄。

【功用】清热解毒，发散表里郁热。

【主治】表里三焦大热，五心烦热，两目如火，鼻干面赤，舌黄唇焦，身如涂朱，燥渴引饮，神昏谵语者。热郁腠理，先见表证为尤宜。

【方解】本方是在金代刘河间所创三黄石膏汤的基础上加减而成。杨氏在此方中，减去原方中的麻黄，加入白僵蚕、蝉蜕、薄荷、知母，并把余药（石膏、解毒汤）用量均增加了一倍，如此则构成增损三黄石膏汤。杨氏认为，麻黄味辛气温，可发汗解表，治冬月正伤寒里胜，泻卫实去荣寒，春夏温病最忌，可使烦躁益甚，而热毒愈炽，易成大患，故去之。而白僵蚕得天地清化之气，可涤疵疠旱潦之气，于温病尤宜。配合蝉蜕，则可彼此相资，化育流行，皆为温病之圣药。上二药配伍发汗宣透之淡豆豉、薄荷，则虽去辛温麻黄而不致削弱解表之力，共奏辛散发表之功。石膏辛甘大寒，以其寒散清肃，故能去肺胃之火；甘能缓脾益气，故极善生津止渴而去烦热。以石膏配知母，则可上清肺金而泻火；以知母配黄柏，则可下润肾燥而益气，漏无根之浮火。芩、连、栀子之伍，则有解三焦郁火之功。总体来看，两方虽同为表里双解之剂，但杨氏增损三黄石膏汤较之河间原方加大了清热泻火解毒的力度，并一改辛温发汗解表为辛凉清宣透表，更适用于温病的治疗。

【方论】寒能制热，故用白虎汤（石膏、知母）。苦能下热，故用解毒汤

（黄芩、黄连、黄柏、栀子）。佐以荷、豉、蚕、蝉之辛散开浮者，以温病病毒至深，表里俱实，扬之则越，降之则郁，郁则邪火犹存，兼之以发扬，则炎炎之势皆烬矣。此内外分消其势，犹兵之分击者也。（《伤寒瘟疫条辨》）

【临床应用】

1. 非典型肺炎（喘证　表里三焦大热） 薛伯寿治疗非典型肺炎经验之一，使用表里双解法。若瘟疫热毒至深，表里俱实，扬之则越，降之则郁，郁则邪火犹存，兼之以发扬，则炎炎之势皆烬矣。扬之则越，兼之以发扬，即宜辛凉宣透，里之毒火则宜苦寒直折，表里同治，内外分消其势，病之轻者，加减凉膈散；病之重者，增损三黄石膏汤之类。

蒲老常云：肺炎表里郁闭，三焦大热，喘憋气促，无汗灼热，身体拘急酸楚，烦躁口渴，面赤，两目充血，大小便不畅，脉浮滑数，舌质红苔黄。急用三黄石膏汤加蝉蜕、僵蚕、淡竹叶、葱白急救之。方用非典三黄石膏汤。

黄连8克，黄芩15克，麻黄8克，生石膏30克，杏仁10克，淡豆豉12克，连翘12克，蝉蜕4克，僵蚕10克，姜黄6克，栀子10克，淡竹叶6克，葱白10厘米。

［薛伯寿．薛伯寿谈非典辨证论治思路．中国中医药报，2003，（5）：1.］

2. 精神分裂症（癫狂　郁火内发、痰火扰心） 贾某某，男，29岁。1956年10月26日初诊。患者平素少言，性格内向，3个月前与同事发生纠葛，加之忧思劳心，常彻夜不寐。渐发言多语繁，神情不安，举止失常，后致狂言乱语，衣着不整，蓬头垢面，喜怒无常。某院诊为“精神分裂症·妄想型”，予氯普噻吨、氯丙嗪后，安定，数日又发，继予五氟利多片3天，仍不能安静。邀余就诊时已10余日不眠，大便七八天未解，小便黄赤，烦渴引饮，时值冬月而单衣呼热，伺机去河边洗澡，动则打人。查舌质红绛，苔黄燥而厚。证为郁火内发，痰火扰心，治宜宣泻郁火，涤痰开窍，佐以凉血，方用增损三黄石膏汤重剂。

白僵蚕15克，蝉蜕12克，片姜黄3克，大黄50克，生石膏30克，芒硝20克（烊化），薄荷18克，盐黄柏15克，黄连10克，黄芩15克，生栀子10克，生地30克，桃仁20克，胆南星12克。

水煎2次，共取500毫升，分2次服，每6小时1服，每日2剂。

次日腹泻，日解六七次，先硬后溏，稀中夹滞。狂言稍止。至第4天晚上熟睡10小时后，检查能配合，言虽多而能制止。舌苔较前薄，脉弦数有力。仍予上方，改为每日1剂。先后共服16剂，稍有心烦，余已如常。后予升降散、牛黄清心丸、逍遥丸调治2个月痊愈。随访至今未复发。

按语 精神分裂症，属中医学“癫狂”范畴，治其狂，以宣散郁火，泄热解毒为其要法，而杨氏升降散，大、小清凉散，大、小复苏饮，增损三黄石膏汤，解毒承气汤等方，正与其病机相恰，临床用之，佐以逐瘀、涤痰、开窍，每获良效。一般方中药量宜倍增，同时缩短服药间隔时间，则收效更捷。

[李鸿琦，成荣生．杨栗山与《寒温条辨》．山西中医，1992，8（6）：15－17.]

【临证提要】

若温病无阴证，满面色赤，目红如朱，烦躁饮水者，此热毒怫郁也，增损三黄石膏汤。（《伤寒瘟疫条辨》）

此证与大青龙汤证同为表里俱热之证，临床中需多鉴别。大青龙汤证治表实壮热，里热尚浅在肌，而增损三黄石膏汤证治表实壮热，里热已经深入在胃。其相同之处在于前者用石膏佐麻黄、桂枝，而后者用石膏佐淡豆豉、薄荷、僵蚕、蝉蜕，均为发太阳之表而解阳明之里。不同之处在于大青龙汤更以杏仁、甘草、姜、枣佐石膏，其意专发热郁之在肌；而增损三黄石膏汤则用黄芩、黄连、栀子、黄柏佐石膏，其意专泻热深之在胃。临床应用中要时刻留心杨氏增损之意，对于表热确属温病者，定要慎投辛温汗剂，以轻清宣散为要。

神解散

【来源】 清·杨栗山《伤寒瘟疫条辨》卷四。

【组成】 白僵蚕酒炒，一钱　蝉蜕五个　神曲三钱　金银花二钱　生地二钱　木通一钱　车前子炒，研一钱　黄芩酒炒，一钱　黄连一钱　黄柏盐水炒，一钱　桔梗一钱

【用法】 水煎去渣，入冷黄酒半小杯，蜜三匙，和匀冷服。

【功用】 清热透邪，解毒泻火。

【主治】温病初觉，憎寒体重，壮热头痛，四肢无力，偏身酸痛，口苦咽干，胸腹满闷者。

【方解】本方亦是杨氏以升降散为基础进行加减而成的，治疗温病初起表里俱热的清透之方。方中僵蚕味辛苦气薄，喜燥恶湿，得天地清化之气，轻浮而升阳中之阳，故能胜风除湿，清热解郁，从治膀胱相火，引清气上朝于口，散逆浊结滞之痰也；蝉蜕气寒无毒，味咸且甘，为清虚之品，出粪土之中，处极高之上，自甘风露而已，吸风得清阳之真气，所以能祛风而胜湿，饮露得太阴之精华，所以能涤热而解毒；温病最怕表气郁闭，故用二者之升之散，使表开热散为君。温病更怕里热郁结，故加以清透上焦之黄芩、疏风清热之金银花助君药之透散；阳明本多气多血，故内结之火热，恐其不能避嫌，故以清热解毒主入中焦之黄连，清泻里热；黄柏直走下焦，恐上中二焦之后下犯，有叶氏“先安未受邪之地”之意。生地清热凉血，木通通行上下三焦，车前清热利小便，三者取导赤散之意，使邪热从小便而出。热郁于内，脾胃运化受阻，故有腹满者，加神曲解郁行气开胃。以上诸药相伍，使热达腠开，里热得解，气机得行，则诸症可除。

【方论】此方之妙，不可殚述。温病初觉，但服此药，俱有奇验。外无表药而汗液流通，里无攻药而热毒自解，有斑疹者即现而内邪悉除，此其所以为神解也。(《伤寒瘟疫条辨》)

【临床应用】

1. 高热（风温　湿热伏于上中二焦）　苏某，男，8岁，1973年10月25日初诊。发热近2周，用西药抗生素及解热剂效果不佳。各项理化检查均为阴性。西医未明确诊断。来诊时体温39.0℃，面色苍白，食少，微恶寒，时而汗出，口干饮水不多，大便干，小便清，舌质红苔薄黄，脉弦数。此风温夹湿邪伏于上中焦，治宜通达表里，以助气化。方用神解散加减。

处方：僵蚕6克，蝉蜕6克，黄柏6克，粉葛12克，生地9克，知母6克，木通6克，泽泻6克，茯苓12克，石斛6克，枳壳6克，芦根9克，甘草4.5克。

连服2剂，热退身和，用上方出入再进2剂而安。

按语　宣畅气机，透达表里的治疗原则，贯穿温病治疗的始终。而灵活选用利气、导气、宣气、理气药，又可使下、清、透、散等治疗方法倍增效用。牛师崇尚杨氏之说，认为温毒害人必致人体气机升降失和，从而进一步造成脏腑功能紊乱，阴阳平衡失调。杨氏制方之旨，要在“升降”，一升一降，则气化功能得复，必内外通和，正安邪去。在临床中，牛师喜用升降散、神解散等方加减出入，以治疗流感、无名高热、咽肿乳蛾、痧麻毒疠等病证。并于方中选加枳壳、厚朴、陈皮、木香等理气药一二味，以增强行气之力。

［李平．牛少宾温病治验浅谈．云南中医中药杂志，1999，20（1）：44－46.］

2. 小儿上呼吸道感染（风温　卫气同病）　邓某，男，11岁，1979年7月2日初诊。发热2天，体温39℃～39.6℃，鼻塞，流清涕，口渴，喜冷饮，头痛，咽痛，小便短赤，大便3天未解。西医诊断为“上呼吸道感染”，投药不应。查患儿发热面容，咽部充血，舌质红，黄苔满布，脉浮数。方疏神解散1剂（7～12岁病儿剂量），每3小时服药1次。服药4次后，大便得排，小便转清，体温37.9℃。再服1剂后，症状消除，体温正常。

按语　小儿容易罹患上感，且变化迅速。笔者由临床实践中参悟，此证若投桑菊饮、银翘散之类，诚力不胜任，若处白虎汤之剂，则里清表不解。而神解散方中之僵蚕咸辛性平，能疏风泄热；蝉蜕甘寒，可祛风热在表；黄连、黄芩、黄柏是苦寒之品，善清里热；金银花解毒；桔梗宣透上焦；神曲化滞于中焦；木通、车前子淡渗下焦；生地养津顾阴。外解表，内清热，去邪不伤正，用于小儿上感，药切病证，故能收效。

［孙会文．神解散治疗小儿上呼吸道感染．四川中医，1986，（1）：13.］

3. 急性扁桃体炎（乳蛾　卫气同病）　关某，男，11岁，初春发病。高热1天，体温39.5℃，憎寒体重，头痛咽痛，四肢乏力，出气秽浊，二目白睛布赤红血丝，排尿黄赤而量少，舌质红而苔黄，双侧扁桃体肿大，脉滑实而微现浮象。西医诊断：急性扁桃体炎。中医诊断：春温证、急性乳蛾。处方神解散加减。

白僵蚕3克，蝉蜕3克，神曲10克，金银花6克，生地6克，木通3克，车前子3克，黄芩（酒炒）3克，黄连3克，黄柏（盐炒）3克，桔梗3克，牡丹皮3克，玄参6克。

5剂。第1煎药后热势渐退，服完第2煎药后体温已正常，余药服完后病已痊愈。

按语 《叶香岩三时伏气外感》篇称："若因外邪先受，引动在里伏热，必先辛凉以解新邪，继进苦寒以清里热。"神解散一方用药与此语甚是合拍，方中辛凉苦寒同用，表里同治，以奏神解之效。方中僵蚕味辛苦气薄，得天地清化之气，轻浮而升，可胜风除湿，清气解郁，散逆浊结滞；蝉蜕气寒味甘微咸，清虚之品得清阳之真气，可散上焦风热，二药合用可清散上焦风热，宣散郁结。金银花、生地清热解毒，亦可防热邪伤阴；桔梗升提肺气，使表邪可解，里邪可降；木通、车前子清热利水，使热毒从小便而出；黄芩、黄连、黄柏苦寒清热，使三焦温毒消解；神曲和降胃气，使热毒从中焦顺降而出；蜂蜜润导群药而下，黄酒导群药上下通调。这样清升浊降，暗合生机，表里合和，自然病退热解。

［赵学勤．神解散治疗温病内热外感型高热100例．北京中医，2000，(5)：27.］

4. 急性上呼吸道感染（外感　表里俱热） 高某，男，9岁。发热畏寒2天，头痛咳嗽，咽喉疼痛，口干纳呆，大便干燥。体温39.1℃，咽部充血，扁桃体Ⅱ°肿大，颌下淋巴结肿大压痛，心（－），肺（－）。实验检查：周围血中白细胞2.2×10^9/L，中性粒细胞0.8，淋巴细胞0.19，嗜酸性粒细胞0.01。服"自拟方"（银翘散合神解散）2次，7小时热退体温恢复正常，余症减轻。次日复查血象：白细胞16×10^9/L，中性粒细胞0.72，淋巴细胞0.25，嗜酸性粒细胞0.01，单核细胞0.02，嘱继续服"自拟方"（银翘散合神解散），痊愈。

按语 "自拟方"系由银翘散与神解散化裁而成。吴鞠通云："太阴风温、温热、瘟疫、冬温，初起……但恶热不恶寒而渴者，辛凉平剂银翘散主之。"杨栗山云："温病初觉，憎寒体重，壮热头痛，四肢无力，遍身酸痛，口苦咽干，胸腹满闷者此方（神解散）主之。"吴氏方偏于辛凉解表，杨氏方偏于清里透热。"自拟方"摘取二方之长，用僵蚕、蝉蜕散风清热，解毒止痉；荆芥、薄荷解表散热；黄芩、栀子、淡竹叶、连翘清热解毒，透热外出；玄参养阴清热；桔梗、甘草利咽止咳；神曲消食和胃。综观全方具有辛凉解表，清热解毒，利咽止咳，消食和中，养阴熄风之功能，故用于小儿"上感"发热之证，颇为适宜。

［杨帆，陈仁庆．银翘散合神解散加减治疗小儿急性上呼吸道感染110例临床观察．中国药物经济学，2012，(2)：217－218.］

【临证提要】

温邪害人，性阳走窜，故势必导致人体气机升降失和，从而进一步造成脏腑功能的紊乱，所以治疗时，在除热的基础上调畅气机显得尤为关键。神解散就是一个除热与调气结合的完美方剂。此方不仅运用了导赤、解毒清热的思想，更是加入了调畅气机的升降散，以调气带动清热，以清热促进气机调和。此外，温邪极易伤阴，故此方未病先防，加入了生地补肾水真阴，除皮肤干燥，去除湿热。这几个思想的结合，使得此方有助于我们对于临床上常见到的发热、头痛、咽痛、斑疹、腹满等热阻气机的病证，无论哪个阶段均可进行加减治疗。

清化汤

【来源】清·杨栗山《伤寒瘟疫条辨》卷四。

【组成】白僵蚕酒炒，三钱　蝉蜕十个　金银花二钱　泽兰二钱　广陈皮八分　黄芩二钱　黄连一钱　炒栀子一钱　连翘去心，一钱　龙胆草酒炒，一钱　玄参一钱　桔梗一钱　白附子炮，五分　甘草五分

大便实，加酒大黄四钱；咽痛，加牛蒡子炒研，一钱；头面不肿，去白附子。

【用法】水煎，去渣，入蜜、酒冷服。

【功用】清痰熄风，解毒通经。

【主治】温病壮热，憎寒体重，舌燥口干，上气喘吸，咽喉不利，头面卒肿，目不能开者。

【方解】方中黄芩、黄连、栀子、连翘清上焦之痰瘀热毒；玄参、陈皮、甘草清气分火毒之邪；龙胆草清肝经之热毒，沉阴下行，以泻火毒之郁；僵蚕、蝉蜕熄风散邪消毒，使清阳上升；金银花清热解毒；泽兰行气消毒；白附子散头面之风热痰毒；桔梗清上，化痰利膈，载药上行；蜂蜜润痰结以开，黄酒引诸药上行至病所。全方共奏熄风清痰、解毒通经之效。

【方论】此方名清化者，以清邪中于上焦，而能化之，以散其毒也。芩、

连、栀、翘清心肺之火；玄参、橘、甘清气分之火；龙胆草清肝胆之火，而且沉阴下行，以泻下焦之湿热；僵蚕、蝉蜕散肿消毒，定喘出音，能使清阳上升；金银花清热解毒；泽兰行气消毒；白附子散头面风毒；桔梗清咽利膈，为药之舟楫；蜜润脏腑；酒性大热而散，能引诸凉药至热处，以行内外上下，亦火就燥之意也。其中君明臣良，佐使同心，引导协力，自使诸症悉平矣。（《伤寒瘟疫条辨》）

【临床应用】

周围性面神经麻痹（中风　风痰热痹阻经络）　赵氏选取78例面瘫患者，均以口眼㖞斜、目不能合、鼓腮漏气为主要特征，多伴皱眉不利、口角漏水、眼目干涩而痛等现象；脉沉弦滑，或右关弦滑，舌红赤、苔黄腻，尤以根部为重，口吐秽气，或腥或臭，中医辨证属风痰热痹阻经络型，病程1天~5个月。予以清化汤。

白僵蚕10克，蝉蜕6克，金银花6克，泽兰6克，陈皮2克，黄芩6克，黄连3克，炒栀子3克，连翘3克，龙胆草3克，玄参3克，桔梗3克，白附子1.5克，甘草1.5克。

水煎，早晚分2次，蜂蜜黄酒各一小汤勺于煎成的药液内兑服。连服5天为1个疗程。服药禁忌：生冷油腻、肥甘厚味、辛辣酸咸之品。应以温软而易消化的食品为主，保持胃肠的清降之道通畅。经治1个疗程后，全部患者开始恢复功能。治疗1个疗程痊愈20例，占26%；2个疗程痊愈50例，占64%；4~6个疗程痊愈8例，占10%。

按语　清化汤一方原方解称："以清邪中于上焦，能以化之，以散其毒也。"该方验之临床，疗效显著，治疗周期短，见效迅捷，但应以早治为宜，越早越好，有发病即服3剂药痊愈者。服药4~6个疗程的8例患者多为延缓初治之机，但服药1个疗程后，亦收效显著。白附子为本方首重之药，该药为风药，高巅之上惟风可到，文献载专治头面之疾，用量可适当加重。有病例用至60克者，但应注意用药安全，辨证准确。应用本方亦应视之体质状况加减用药，如气虚加人参，血虚加当归等，此属常理。蜜酒兑服不可少，验之临床，不兑蜜酒者，疗效欠佳。

[赵学勤．清化汤治疗风痰热毒型面瘫78例．北京中医，2006，25（8）：486.]

【临证提要】

寒者热之，热者寒之。杨氏治疗瘟疫亦主张重用苦寒之品祛除病邪，其清泻之法，“非清则泻，非泻则清，原无多方”。但在实际运用苦寒时，必定时时刻刻注意人体的正气，此方中白附子便是一个很好的证明，在大量苦寒清热泻火的同时，加一味大热大辛的纯阳之品，去性存用的同时，也防止了苦寒郁阻气机，体现了杨氏对人体气机的保护。这也告诉我们，即便是十分严重的温热之邪，在用药时也不可过于苦寒，这种实际上是顾护胃气的思想也说明了温病与伤寒是一脉相传，相互联系不可分割的。

小清凉散

【来源】 清·杨栗山《伤寒瘟疫条辨》卷四。

【组成】 白僵蚕炒，三钱　蝉蜕十个　金银花二钱　泽兰二钱　当归二钱　生地二钱　石膏五钱　黄连一钱　黄芩一钱　栀子酒炒，一钱　牡丹皮一钱　紫草一钱

【用法】 水煎去渣，入蜜、酒、童便冷服。

【功用】 清泻三焦，解毒消肿。

【主治】 温病壮热烦躁，头沉面赤，咽喉不利，或唇口颊腮肿者。

【方解】 本方与大清凉散同治邪热内炽，上扰清窍之证，但本方所治以气分热盛为主，邪热尚未深入血分，故仅见壮热烦躁、头沉面赤等气分大热表现，尚无邪热深入血分之耗血动血，血热生风之证。然本证热邪虽未及血分，但已有咽喉肿痛、唇口颊腮肿等热邪鼓动血液上涌、壅滞上焦清窍之象，故杨氏此方与大清凉散皆有生地、当归、牡丹皮、泽兰凉血活血，并加紫草利窍解毒，正和杨氏“温病由血分发出气分”之见，治火壅仍不离调理气机，故有升降散之僵蚕、蝉蜕，一升一降，散郁热、宣肺气，宣阳中之清阳。两药皆为阳中之阳药，更使此除热之方不过于寒凉郁遏。诸药合用，则清散之功显现。

【方论】 黄连清心火，亦清脾火；黄芩清肺火，亦清肝火；石膏清胃火，亦清肺火；栀子清三焦之火；紫草通窍和血，解毒消胀；金银花清热解毒；泽兰行气消毒；当归和血；生地、牡丹皮凉血以养阴而退阳也；僵蚕、蝉蜕为清化之品，散肿消郁，清音定喘，使清升浊降，则热解而症自平矣。（《伤寒瘟疫条辨》）

【临床应用】

1. 慢性肝病合并外感发热 张氏选取原有慢性肝病又患外感发热的患者，观察组治以小清凉散加减。蝉蜕8克，僵蚕10克，金银花12克，当归12克，泽兰10克，生地黄12克，生石膏20克，黄连6克，黄芩12克，栀子8克，牡丹皮10克，紫草10克。将疗效与对照组（感冒清热颗粒12克，双黄连口服液20mL，维生素C片0.2克，葡醛内酯片0.1克）相比，结果显示：小清凉散加减疗效为93.55%，对照组为89.65%，二者之间差异显著（$P<0.05$）。并且与对照组治疗后比较，ALT（丙氨酸转移酶）、AST（谷草转氨酶）、γ-GT（谷氨酰基转移酶）、TBA（硫代巴比妥酸）含量降低△$P<0.05$。由此说明，小清凉散具有较强的退热效果，在完全退热时间上占有优势。由此得出，在慢性肝病合并外感发热的治疗过程中使用小清凉散疗效优于传统疗法。

[张建文．小清凉散加减治疗慢性肝病合并外感发热患者60例．中国中医药信息杂志，2004，8（11）：8.]

2. 小儿高热 高氏选取52例发热患者进行小清凉散退热效果的临床观察，患者体温均在39.1℃以上，病种包括中毒性肺炎、病毒性肠炎、病毒性口腔炎。治疗组予以小清凉散加减：僵蚕、蝉蜕、金银花、连翘、生地、玉竹、生石膏、黄连、黄芩、炒栀子；牡丹皮。咽痛加牛蒡子；腮痛加泽兰、紫草；惊厥者加羚羊角粉冲服；大便干结者加大黄；小便赤者加六一散。每日1剂，分3次口服。对照组予解热镇痛药和镇定剂（选用地西泮或苯巴比妥）口服，并采用对症、支持、抗感染等综合治疗。两组均3天为1疗程。结果显示主要症状烦躁、口渴、痉挛改善情况治疗组均优于对照组（$P<0.05$）。小儿脏腑娇嫩，形气未充，易感受温热之邪，感邪后易耗气伤津，并易传变，而变证丛生。小清凉散功专清热泻火、养阴生津，切中病机，退热迅速，且无“冰伏”之虞，是为解表退热之良方。

[高鸿．小清凉散治疗小儿高热37例疗效观察．中国中医急症，2002，11（6）：438.]

【临证提要】

近代中医名家姜春华先生亦曾提出在温病治疗中“截断扭转”之法，认为凉血化瘀之法当及时采用，不必仅局限于营血分证，不仅不会引邪深入，反能截断病邪于气营之间，防止邪气进一步传变。

［张国良，聂广．“截断扭转”在急性重症传染病早期干预中的应用与意义．世界中医药，2008，3（2）：76－79.］

叶天士《温热论》中道：“在卫汗之可也，到气才可清气，入营犹可透热转气，入血就恐耗血动血，直须凉血散血。”这句话概括了温病卫气营血四个阶段的治疗大法。当然这是常法，对于现代医家提倡的“截断疗法”，即在气分证就运用营血分药，笔者认为应该谨慎思之，辨证对待。倘若是一般性的温病气分证，过早运用血分药，尚有引邪入里之嫌；但是对于温病气分证的重症，病势较甚，可考虑采取变法，防止来势汹涌的温热之邪传里迅速。

增损普济消毒饮

【来源】清·杨栗山《伤寒瘟疫条辨》卷五。

【组成】玄参三钱　黄连二钱　黄芩三钱　连翘去心，二钱　栀子酒炒，二钱　牛蒡子炒研，二钱　板蓝根如无，以青黛代之，二钱　桔梗二钱　陈皮一钱　甘草生，一钱　全蝉蜕十二个　白僵蚕酒炒，三钱　大黄酒浸，三钱

【用法】水煎去渣，入蜜、酒、童便冷服。

【功用】清热解毒，散结消肿。

【主治】疫疠，初觉憎寒壮热体重，次传头面，肿盛目不能开，上喘，咽喉不利，口燥舌干，俗名大头瘟。

【方解】方中芩、连、翘、蓝、栀清热解毒以消肿，能治头面咽喉肿痛；牛蒡子、僵蚕、蝉蜕疏风散邪，俾毒热由表而散；桔梗载药上行开泄上焦；玄参治浮游之火以利咽喉；大黄峻泻里热，里热除则表肿消。以上诸药相伍，共奏清热解毒，散结消肿之功。

【方论】黄芩、黄连泻肺热为君，玄参、陈皮、甘草泻火补气为臣，连翘、栀子、牛蒡子、板蓝根、僵蚕、蝉蜕散肿消毒定喘为佐，大黄荡热斩关，推陈致新为使，桔梗为舟楫，载药上浮，以开下行之路也。（《伤寒瘟疫条辨》）

【临床应用】

1. 腮腺炎（痄腮　湿热蕴毒）　黄某，男，4岁，1957年5月6日初诊。

据患者父代诉：3天前开始发高烧，精神不振，不思饮食，并有恶心呕吐，两耳下部肿胀疼痛，曾经注射青霉素油剂2次，内服磺胺嘧啶片等，未见好转。体检：发育正常，营养较差，精神萎靡不振，左右两耳下部肿胀发硬，局部灼热，有剧烈触痛，体温39.2℃，脉搏128次/分，舌苔黄燥。诊断：腮腺炎（痄腮）。

处方：连翘3克，薄荷1克，马勃1.5克，牛蒡子3克，芥穗1.5克，僵蚕1.5克，玄参3克，金银花7.5克，桔梗3克，蝉蜕1.5克，甘草1.5克。

水煎服，1日3次，每隔4小时1次。

5月7日复诊：精神显著好转，两耳下部肿胀亦减退，触之局部仍有微热，疼痛减轻，体温38.1°C，脉搏104次/分，舌苔薄黄。照原方，连翘、玄参减半，加黄芩1.5克，黄连1克。经过2次治疗痊愈。

[蔡惠群．普济消毒饮加减治疗几种急性炎症的介绍．福建中医药，1958，3（3）：38－39.]

2. 颜面蜂窝性组织炎（颜面丹毒　时毒袭卫，内蕴滞热）　张某某，男，56岁。发烧2天，头面红肿，微有恶寒，继则寒罢而热增。今日开始头面红肿热痛加重，两目不能开张，咽喉红肿且痛，口渴心烦，大便2～3日未行，舌苔黄厚质红，两脉洪滑且数，按之有力。此风温时毒侵袭卫气，内蕴滞热，势将成温毒大头瘟证。用疏风清热解毒方法，使热去毒解，消其肿痛。

薄荷3克（后下），牛蒡子6克，桔梗8克，片姜黄6克，黄芩12克，酒黄连4.5克，生甘草6克，玄参10克，连翘10克，板蓝根10克，马勃3克，紫雪散3克（分冲），2剂。

二诊：服上药后，遍身小汗，恶寒已解，身热渐退，大便一次，头面红肿略消，两目已能张开，咽喉肿势稍减，仍时作痛，心烦，但夜已能寐，两脉洪滑，数势已差，按之力弱。温热蕴毒渐解。气分之热未清，再以普济消毒饮法加减，忌食荤腥之物。

蝉蜕6克，赤芍10克，牛蒡子6克，紫草6克，连翘12克，金银花15克，天花粉12克，蚤休10克，鲜茅根、芦根各30克，紫雪散1.8克（分冲），2剂。

三诊：温毒蕴热渐解，头面红肿已退，体温正常，夜寐已安，大便溏薄，每日1次，小便赤涩，脉象弦滑而力差，舌苔根部略厚。温热蕴毒已解，胃肠余滞未清，再以清化湿热兼导积滞，饮食当慎。

僵蚕 8 克，蝉蜕 6 克，片姜黄 6 克，连翘 10 克，蚤休 10 克，水红花子 10 克，焦三仙各 10 克，瓜蒌仁 25 克，玄明粉 1.5 克（分冲），2 剂。

前药又 2 剂之后，诸恙皆安，大便正常，舌苔已化为正常，慎饮食，忌荤腥 1 周而安。

按语 大头瘟一证多系风温时毒侵袭而成，且往往夹内热较重，故当疏风清热解毒治之，仿普济消毒饮之意，疏风则邪从外散，清热则热自内清，毒解热去，何肿之有？惟三诊时见便溏，每日 1 行，反用玄明粉攻之，盖据舌苔根部略厚，则知大肠余滞未清，导滞之后，大便复常，亦通因通用之法也。

［彭建中，杨连柱．赵绍琴临证验案精选．学苑出版社，1996，1：52－53.］

3. 丹毒（大头瘟　湿热蕴毒）　杨某，女，40 岁，面红肿甚，左眼肿而难睁，某医院诊为“丹毒”，已用青霉素 3 天，病情未能控制，红肿日益加重。高烧不退，头痛，心烦，口渴，大便 3 天未行。化验：白细胞 16×10^9/L，中性粒细胞 0.89，淋巴细胞 0.11，体温 38.9℃，脉滑疾，舌质红，苔黄腻少津。为感受温毒所发，拟清温解毒，开泄疏利，用增损普济消毒饮加野菊花。

酒制大黄 9 克，僵蚕 9 克，蝉蜕 6 克，连翘 12 克，野菊花 9 克，黄连 6 克，黄芩 9 克，栀子 6 克，牛蒡子 6 克，玄参 12 克，桔梗 3 克，板蓝根 12 克，甘草 4.5 克，2 剂。

1 剂后大便已畅，当晚体温渐降，服 2 剂面红大减，目肿亦退，体温降到 37.5℃，续服原方 2 剂，大黄减为 4.5 克，后用养胃生津之剂调理而愈。

按语 本例为面部丹毒，属“大头瘟”范畴。增损普济消毒饮以芩、连泻心肺之热，大黄荡热斩关，连翘、栀子、牛蒡子、板蓝根、僵蚕、蝉蜕等散肿解毒，桔梗为舟楫，载药上浮，宣通肺气，以开下行之路，加野菊花清解头面火毒，治疗大头瘟甚效。

［薛伯寿．杨栗山温病十五方的临床应用．江苏中医杂志，1981，(4)：21－23.］

4. 扁平疣（扁瘊　热毒外发郁积皮肤）　夏某某，女，21 岁，2008 年 10 月 30 日初诊。患者 7 天前面部出现散在米粒至绿豆大小的扁平丘疹，呈圆形和椭圆形，表面光滑，质硬，边界清，偶有轻度瘙痒，丘疹颜色淡褐色，舌红苔薄黄，脉浮数。诊断：扁平疣。中医辨证：扁瘊，此系为热毒外发郁积皮肤所致。治疗方法：清热解毒、疏风散邪。拟普济消毒饮加减。

黄芩10克，牛蒡子10克，陈皮10克，炒僵蚕10克，川黄连3克，生甘草6克，桔梗12克，连翘12克，柴胡12克，板蓝根30克，蒲公英30克，薄荷5克，玄参15克，土茯苓15克。5剂，另用生半夏适量捣烂调冷开水外涂，3%阿昔洛韦软膏外涂。

二诊：脸部扁平丘疹逐渐减退，舌红苔薄黄腻，脉浮数。续以清热凉血。

黄芩10克，牛蒡子10克，桔梗10克，柴胡12克，陈皮10克，连翘10克，僵蚕10克，牡丹皮10克，川黄连3克，生甘草6克，板蓝根15克，蒲公英30克，玄参15克，丹参15克，薄荷5克，土茯苓15克，5剂。

三诊：面部扁平丘疹明显隐退，瘙痒亦除，舌淡红，苔薄黄，脉细。再予清热解毒、健脾化湿。

黄芩10克，防风10克，桔梗10克，陈皮10克，僵蚕10克，牡丹皮10克，连翘10克，川黄连3克，板蓝根15克，玄参15克，丹参15克，薄荷5克，柴胡12克，蒲公英30克，土茯苓30克，生甘草6克，炒薏苡仁30克，5剂善后。

按语 本例患者因感受湿毒之邪，郁于肌肤所致，初用普济消毒饮去马勃、升麻加蒲公英，以助清热解毒又可除湿通络。二诊：扁平丘疹明显消退，邪毒未清，故在原方加丹参、牡丹皮清热凉血，使体内邪毒清而热除，遂使病证转轻。三诊：扁平丘疹基本消退，上方加炒薏苡仁、茯苓助陈皮健脾燥湿和胃，不使苦寒之品伤胃。若疣赘在颜面部加桑叶、桔梗重用；在下肢加牛膝；痒甚者加蝉蜕、荆芥；皮疹色深发展快，舌红脉数者，加青黛、夏枯草、皂角刺。

［郭蔷．普济消毒饮加减治疗扁平疣，中国民族民间医药，2010，9（5）：115－116.］

【临证提要】

此脉象多沉滑有力，舌多秽腻，或白或黄，舌质赤暗。若舌苔白腻乃湿盛，可酌加化湿解秽之药，如藿香、佩兰、豆卷等；若苔黄腻，加栀子宣发郁热。

本有罗氏《东垣试效方》之普济消毒饮，杨栗山在此设立增损一方，乃别出心裁。细细看来，杨氏将原方发散郁火之柴胡、升麻易为升降散方意。究其缘由，盖杨氏认为，僵蚕、蝉蜕乃清虚之品，其发散升阳之力更为显著，在散郁的同时，泄热化痰，拓宽了“普济消毒”的应用范围。

人参固本汤

【来源】清·杨栗山《伤寒瘟疫条辨》卷五。

【组成】人参二钱　熟地三钱　生地二钱　当归二钱　杭菊一钱五分　天冬去心，一钱　麦冬去心，一钱　五味子一钱　陈皮一钱　知母一钱　甘草炙，一钱

【用法】水煎，温、冷服之。服后虚回，止后服。

【功用】滋养肺胃，兼输肾水。

【主治】温病虚极热极，循衣撮空，不下必死者；下后神思稍苏，续得肢体振寒，怔忡惊悸，如人将捕之状，四肢厥逆，眩晕郁冒，项背强直，此大虚之兆，将危之候也，宜此救之，亦治虚热清蒸，咳喘回食。

【方解】本证之本为阴虚之极，虚热之极，故用滋阴之熟地，养阴清热之生地、天冬、麦冬、知母，阴阳互根，阴虚至极，必至阳虚，故加入大补元气之人参，阳杀阴藏也。且人参生津，阴生阳长也。热极生风，必以当归、芍药活血和营，所谓治风先治血，血行风自灭。此乃热伤太阴，实传阳明之证，胃为肺之本，以陈皮理肺胃之气，并可行药物之气，使药行其用。五味子乃酸甘收敛之品，用之敛阴，防其再泄。甘草调药和中，防其虚不受补之虑。

【方论】此方名曰固本，谓胃为肺之本，肾为肺之本，而肾又为生气之本，三脏互相灌溉，则根本固。温病乃火邪燥证，人参固为补元气之神丹，但恐偏于益阳，恣意投之，有助火固邪之弊，不可不知也。(《血证论》)

【临床应用】

1. 补血　邪之所凑，其正必虚，去血既多，阴无有不虚者。阴者阳之守，阴虚则阳无所附，久且阳随而亡，故又以补虚为收内之法。但补法不一，先以肺胃为要。用辛字润肺膏，滋补肺中阴液；用甘露饮、清燥养荣汤、叶氏养胃汤滋胃汁；用人参固本汤、炙甘草汤去桂加白芍以补脾。

[张伟，李笑然，刘伟力．浅谈唐宗海对血证的治疗．陕西中医，2007，28（7）：932－933.]

2. 健脾益气　脾虚气弱乃基本病机，故健脾益气在本病的治疗中占有重

要的地位。临证时应灵活应用。慢性失血，宜配合止血之剂，血止之后，尤须补益脾胃，使气血得充；虫积于内，宜先驱虫，后补脾胃，或攻补兼施，虫祛则以健脾益气为主；健脾益气应权衡脾、胃、阴、阳，于此，唐宗海颇多见地。滋胃汁，每用甘露饮、清燥养荣汤、叶氏养胃汤；滋脾汁，用人参固本汤、炙甘草汤去桂枝，加白芍；滋胆汁，用小柴胡汤去半夏，加天花粉生津化谷，以折衷中西之医法，而为补养脾阴要义。

［滕中光．贫血临证指要．中国社区医师，2002，(10)：35.］

【临证提要】

温病虽为外邪所致，但余邪不除，迁延日久，也可致大虚之象。因余邪暗耗精血正气所致。人参固本汤以天冬、麦冬、生熟地滋养肺、胃、肾之阴，以人参益气，同奏固气阴之本的功效。配以杭菊、知母以清透余热，养中兼清。杨栗山认为，无邪不成病，邪去正气自通，无需虑及正气不复。时庸医多不问虚实久暂而妄用人参，故导致邪气益实而正气被郁，郁热相并，热邪耗阴，而致形消骨立。故益气中需配伍祛邪之品，人参固本汤正是以此意立方。临床用之当详审邪之有无多少。

黄芪汤

【来源】清·杨栗山《伤寒瘟疫条辨》卷五。

【组成】黄芪三钱　五味子挞碎核，三钱　当归一钱　白术土炒，一钱　甘草一钱

【用法】水煎温服。汗多不止，加麻黄根一钱，防风一钱，或加麻黄根一钱，牡蛎粉一钱，浮小麦一钱。

【功用】补气温阳止汗。

【主治】阳虚自汗。时疫愈后表虚，脉静身凉，数日后反得盗汗及自汗者。

【方解】黄芪、白术、甘草补气，黄芪甘温，健脾补中，益卫固表止汗；白术甘苦温，归脾胃经，健脾益气，止汗；甘草既可补脾益气，又能调和诸药。当归辛甘温，补血活血，补已伤之阴血；五味子五味俱全，以酸为主，善能敛

肺止汗而治自汗盗汗。诸药相配，既可温阳止汗，又能敛阴止汗，而达止汗之功。

【方论】自汗多以气虚论治，却不知亦有阳虚自汗者。阳虚乃气虚之甚也，而黄芪白术者，温补中气，又可固表止汗也。然自汗者，阴液已伤，故必以滋阴敛液之品顾其源，归味是也。

然属实常多，属虚常少，邪气盛为实，正气夺则虚。虚实之分，在乎有热无热，有热为实，无热为虚。若颠倒误用，未免实实虚虚之误，临证当慎。（《温疫论》）

【临床应用】

1. 功能性水肿（水肿　脾气虚）　董某，女，52岁，1986年8月20日初诊。患水肿18个月，伴有乏力，纳少，眩晕。查：舌质淡，脉细弱，双下肢浮肿压痕阳性。经B超、心电图等检查，未发现器质性病变。辨证：水肿（脾气虚）。以黄芪汤加减。

黄芪25克，白术15克，当归10克，白芍15克，紫苏叶9克，防风9克，杏仁6克，茯苓20克，通草6克，陈皮6克，淫羊藿10克，菟丝子15克。

治疗2周水肿等诸症消除。随访1年未见复发而告痊愈。

［郭成林．黄芪汤治疗功能性水肿60例．吉林中医药，2005，25（3）：25.］

2. 老年习惯性便秘（便秘　气虚秘）　以“中医病证诊断疗效标准”确认为老年习惯性便秘36例，其中男24例，女12例；年龄最大者80岁，其余均在60岁以上；病程最长者10年，最短者3年，临床表现为大便经常秘结不通，3~5天大便1次，有时虽有便意，而临厕却不能排便，几经努挣虽有大便排出，但量少质不硬，全身乏力，汗出气短或大便结成羊粪状而排出困难，均排除肠道器质性病变。

黄芪30克，陈皮10克，火麻仁30克，白术30克，麦冬10克，玄参10克，当归10克，杏仁10克，人参6克。

将上药加水1000毫升，文火煎煮取300毫升内服，每日1剂。腹胀加厚朴、莱菔子，腹痛加延胡索、白芍、甘草。

10天为1个疗程，观察3个疗程进行统计。治愈标准：2天以内排便，便质转润，解时通畅，半年未见复发。好转：3天以内排便，便质转润，排便流畅。未愈：症状无改善。治愈35例，好转1例。

按语 老年习惯性便秘临床上较多见，患者痛苦大。其原因多因素体虚弱，久病久卧，久咳气喘，致肺脾气虚。肺与大肠相表里，肺气虚则大肠津液不能布散，脾气虚则化源不足，运化功能失职，大肠传导无力。气虚日久，津液不布而致血虚阴亏，阴血不足致肠道燥热，大肠失润则肠道干涩，糟粕滞留肠道不能排出体外而致便秘。患者大都长期服用泻药，逞一时之快，天长日久，使本来虚弱的身体，气血亏虚加重，这样便形成习惯性便秘。运用黄芪、白术、人参峻补肺脾之气，使肠道运化有力；陈皮理气行气，推动糟粕下行；火麻仁、麦冬、玄参润肠通便；杏仁宣肺气降于肠道；当归、生地补血养阴。诸药合用补气养血、滋阴润燥、理气行气，故能收到较好的效果。

[魏远征．黄芪汤加减治疗老年习惯性便秘36例．中医研究，2003，8（16）：4.]

【临证提要】

治疗自汗应当全面考虑，不仅考虑固表敛汗一端，还应考虑脏腑之间相互联系，标本同调、正邪兼顾。病久者还应考虑原发病的治疗，久治不愈者可从“心…在液为汗”出发，结合后世医家王清任“竟有用补气、固表、滋阴、降火服之不效而反加重者，不知血瘀亦令人自汗、盗汗，用血府逐瘀汤”之训。对兼杂其他慢性疾病（如糖尿病、冠心病、肺心病、高脂血症、慢性肝炎、肝硬化等）的自汗、盗汗或顽固性自汗、盗汗者，排除肺气不足或心血不足、阴虚、邪热等因素所致，应该审查患者有没有瘀血。“久病夹瘀、久病必瘀”，考虑从“瘀血论治”。

枳实理中丸

【来源】 清·杨栗山《伤寒瘟疫条辨》卷五。

【组成】 枳实麸炒，一两　瓜蒌一两　牡蛎粉一两　白术土炒，一两　甘草一两　干姜炒，八钱　人参三钱　黄连三钱　黄芩三钱

【用法】 为末，炼蜜为丸如鸡子黄大，以热汤化服一丸，觉腹中热，则胸中豁然矣。未热，则加丸再服。

【功用】 温中理气，清热化痰。

【主治】胸痹心中痞塞。伤寒误下虚逆，气不调理，结胸欲绝，心胸高起，手不可近。

【方解】本方是在理中丸的基础上加入了枳实、瓜蒌、牡蛎、黄芩来治疗胸痹心中痞塞之中阳不足，热壅气滞证。枳实辛苦酸温，归脾、胃、大肠经，行气开胸，宽中除胀。瓜蒌甘寒、微苦，归肺、胃、大肠经，清热化痰，宽胸散结，润肠通便。牡蛎咸、微寒，归肝、胆、肾经，重镇安神，潜阳补阴，软坚散结。黄芩则苦寒善于清中上焦湿热。诸药合用，温中理气，清热化痰。

【临床应用】

1. 老年性黄斑变性（视黄症　阳虚湿盛寒凝，肝气夹痰）　蓝某，女，52岁，1992年10月26日初诊。视黄2年，心下逆满1年。刻诊：闭目良久睁眼视白色为一片金黄色，片刻才消失。胸脘痞闷胀满，气逆欲嗳气不得，食少纳呆，结喉上如有物阻感，频太息。早上漱口时有恶心，咯吐白痰，腰痛，有腰椎骨质增生史。盛夏吹电风扇常觉肩背微寒，上腹轻压痛，肤色萎黄，面虚肿，两颧黛黑，舌淡胖有齿痕、苔白，脉沉细弱。证属阳虚湿盛寒凝，肝气夹痰。治以温中祛寒、益气健脾燥湿为主，辅以疏肝理气。先治视黄，次疗诸疾。方宗茵陈四逆汤合枳实理中丸加味。

绵茵陈25克，川芎、干姜、炙甘草各6克，茯苓30克，熟附子10克，党参20克，白术15克，枳实、泽泻、川朴、制香附各12克。

水煎服，每日1剂。

连服15剂，视黄渐消退，气锁结喉明显减轻。守原法，上方去绵茵陈，加吴茱萸，每日1剂，调治月余，除腰痛改善不明显外，诸症渐平，嘱注意调节情绪和饮食，节制寒凉、生冷、滋腻食物，以防复发。

按语　视黄症教科书上尚未见论及，该患者平素肝气不舒，日久伤脾，脾应运化不健，则湿浊内阻，寒湿侵入血分。肝藏血，肝受血而能视，土色现于目，则视白色乍黄。湿性黏腻，易伤阳气，再加长夏季节贪凉饮冷，更伤脾胃阳气，一则不能腐熟水谷，二则不能温运水湿，湿极化寒，渐及于肾，脾肾阳虚，寒湿重困，故此症见胸脘痞闷胀满，气逆食少，恶心，腰痛背寒，肢末不温等症。舌淡胖有齿痕，脉沉细弱等均一派脾肾阳虚，寒湿内盛之象，用茵陈四逆汤合枳实理中丸加川厚朴、泽泻温中散寒，益气健脾，祛湿退黄。

川芎为血中之气药，能活血行气，通血脉。香附疏肝理气，共助化湿，使气行则湿化。待视黄消退则去茵陈，加吴茱萸以上温胃寒，下暖肾阳，以增强温中祛寒之力。阳气得振，寒湿得化，诸症随之平矣。随访至今，视黄症状未再出现。

［林素菁．视黄症治验1则．新中医，1994，(9)：19－20.］

2. 胃下垂（脾胃虚寒、饮浊内停） 张某，女，35岁，1996年11月6日初诊。诉3年来胃脘不舒，时轻时重，时有隐痛，多处医治不显。近来症状加重，脘胁痞满，时有坠痛，空腹为轻，进食后加剧，时而泛吐清涎及饮食物，饮水过多活动时胃脘有水声，形体逐渐消瘦。舌质淡，苔薄腻，脉迟缓。剑突下有轻微压痛，腹中有振水声。胃镜示：浅表性胃炎。X线钡餐造影示：胃小弯角切迹在铭髂嵴连线下4厘米，胃蠕动缓慢。辨证为脾胃虚寒、饮浊内停。治宜温补脾胃，消积逐饮。

枳实、炒白术各30克，党参、茯苓各15克，甘草、干姜各6克，柴胡、半夏、制香附各10克。服药6剂，症状明显好转，服至15剂，胃脘振水声消失；改用枳实10克继服10剂，症状消失，体重增加1千克，又服5剂后，X线钡餐造影示：胃小弯角切迹已回升正常位。故以香砂养胃丸巩固治疗1个月，随访2年未见复发。

按语 胃下垂一症大多由饮食不节，七情内伤，劳倦过度等致使脾胃受损，升降失序，饮食不得蒸化反成痰浊饮积，滞留中焦；饮为阴邪，最损阳气，更使脾气困顿，胃气疲惫，生化乏能，筋失所养，胃膜纵弛而致胃下垂。其临床表现为虚实夹杂，虚主要是阳气亏虚，实指痰饮停留，气滞不畅。并非单纯的中气下陷。治宜补消同施，枳实理中汤以理中汤温补脾胃，枳实、茯苓逐饮化积、理气消痞，再加半夏合方中茯苓化痰湿而和胃气，加柴胡升提中气，使清升浊降。诸药合用，则补中有消，降中有升，相得益彰。脾胃升降有序，胃复其位。经现代药理证明，方中枳实对胃肠有兴奋作用，能使胃肠蠕动增强而有节律，是治疗胃下垂之要药。

［王忠明，王胜，英刘永．枳实理中汤加味治疗胃下垂40例．吉林中医药，2000，(4)：25.］

【临证提要】

临证经验，按照“观其脉症，知犯何逆，随证治之”的精神，对本方可作下列加味：一般多可加用附子，仲师明示，“自利不渴者，属太阴，以其藏有寒故也。当温之，宜服四逆辈。”理中汤再加附子已含四逆汤之意；兼外感加桂枝成桂枝人参汤；出现虚胀痞满，郁结伤脾可加青皮行气疏肝；出现痛泻，脾气郁滞不舒，木乘土位，可加吴茱萸；津液不归正化出现口干可改干姜为炮姜，化辛为苦，取守而不走之意；出现痰饮咳嗽可加茯苓、半夏等。

生地黄连汤

【来源】清·杨栗山《伤寒瘟疫条辨》卷五。

【组成】生地酒浸，一钱五分　当归酒蒸，一钱五分　白芍酒炒，一钱五分　川芎一钱五分　黄连酒炒，一钱　栀子姜汁炒黑，一钱　黄芩酒炒，一钱　防风酒润，二钱五分

若脉实者，加大黄（酒浸）。

【用法】　每服三钱，水二盏，煎至七分，取清饮，不拘时候，徐徐与之。

【功用】养血祛风，清热除烦。

【主治】男妇血风证，因大脱血，崩漏或前后血，因而枯燥，其热不除，循衣，撮空，摸床，闭目不省，掷手扬视，摇动不宁，错语失神，脉弦浮而虚，内燥热之极也；气粗鼻干而不润，上下通燥，此为难治。

【方解】方中当归甘温入心脾，能养营活血，为血中之气药，能通血滞，补血虚，生血；生地甘寒入心肾，滋血养阴；芍药酸寒入肝脾，敛阴；川芎辛温入手足厥阴经，润肝燥而补肝阴，升清阳而开诸郁，通上下而行血中之气；黄连清热泻火，燥湿解毒；栀子泻火除烦，凉血解毒；黄芩清热泻火，燥湿解毒，止血安胎；防风祛风解表，胜湿止痛。以上诸药合用则有养血祛风、清热除烦之功。

【方论】陶氏曰：大承气汤气药也，自外而之内者用之；生地黄连汤血药也，自内而之外者用之。气血合病，循衣摸床证同。自气之血，血而复之气者，大承气汤主之。自血之气，气而复之血者，生地黄连汤主之。二者俱不大便，此是承气汤对子。又与三黄石膏汤相表里，皆三焦包络虚火之病也，

病既危急，只得以此降血中之伏火耳。《本草纲目》曰：四物汤与桂枝、麻黄、葛根、柴胡、青龙、白虎、凉膈、承气、理中、四逆、吴茱萸、附子等汤，皆可做各半汤服之。此易老用药之大略也。(《伤寒瘟疫条辨》)

【临床应用】

劳力感寒（阴虚外感） 治钱氏劳力感寒，初起发热、头痛，因前医用表散药剂，致胸膈痞闷不安，又误以大黄下之，遂痞闷益甚，再更医乃遣用消导破气药，严重伤败胃气，以致厥逆昏愦，势渐濒危，急邀石顽诊之。石顽思其人素有内伤，因劳感寒，又屡经误治，现察其“六脉萦萦如蜘蛛丝，其苔焦黑燥涸异常”，乃谓此皆阴津伤败之征象，若不急下之，则“真阴立槁，救无及矣。”因此，速以自创的生地黄连汤（生地、赤芍、川芎、当归、黄连、黄芩、栀子、防风），去黄芩、防风，加人中黄、麦冬、酒大黄，并以生地黄一两酒浸捣汁和服。由于注重养阴泻热，又巧用酒大黄活血行瘀，除其瘀热，酒浸生地清热生津、凉血活血、养阴扶正以达邪，于是夜半即下燥屎，天明又复下1次，从而邪热从大便而泄；故再投生脉散2剂，而后渐安。

[茅晓．石顽老人外感病证治特色初探．安徽中医学院学报，1985，(4)：15－17.]

【临证提要】

杨栗山认为，此方治男妇血风证。此去血过多，因而燥涸，循衣撮空，错语失神，脉弦浮而虚者。加人参二钱更妙。阳生阴长之意也。

血虚生风，是故有血风一证，究其根本，津血本为同源，血虚则津枯，阴虚则不能制阳，虚阳浮越，使得枯燥之果为内热内风，故表现为“阳性”、“风性”证候，用之于临床，应该通过现象抓住疾病的本质，不能仅仅被表象所迷惑，此处便可以通过舌脉以及症状的本质来认识病机，然后确定治法。杨氏此方的设立，又一次提醒我们后世医家，注意辨别临床上证候的真假，抓住疾病的本质，才能为遣方用药打下坚实基础。

解毒承气汤

【来源】清·杨栗山《伤寒瘟疫条辨》卷五。

【组成】白僵蚕酒炒，三钱　全蝉蜕十个　黄连一钱　黄芩一钱　黄柏一钱　栀子一钱　枳实麸炒，二钱五分　厚朴姜汁炒，五钱　大黄酒洗，五钱　芒硝另入，三钱

甚至痞满燥实坚结非常，大黄至两余，芒硝加至五、七钱，始动者又当知之。

【用法】水煎服。

【功用】辟秽解毒，通腑泄热。

【主治】温病三焦大热，痞满燥实，谵语狂乱不识人，热结旁流，循衣摸床，舌卷囊缩，及瓜瓤、疙瘩瘟，上为痈脓，下血如豚肝，厥逆，脉沉伏者。

【方解】本方是在大承气汤与升降散的基础上加减而成。温病三焦大热，则以大黄、芒硝、枳实、厚朴之大承气汤来峻下热结，通腑泄热。温毒上下流窜，则体内气机紊乱，故以升降散之僵蚕、蝉蜕两轻清之品，僵蚕以清化而升阳，蝉蜕以清虚而散火，俾气机复则邪气除；二者又可疏风散结，从而可以散火热郁结。黄连清中上焦之热毒，黄柏祛下焦火热，栀子轻清，沟通上下三焦，清热凉血，助君药除热之功。

【方论】杨氏曰，此乃温病要药也。然非厥逆脉伏，大热大实，及热结旁流，舌卷囊缩，循衣摸床等症，见之真而守之定，不可轻投。虚极加人参二钱五分，如无参则加熟地黄一两，归身七钱，山药五钱，煎汤入前药煎服，亦屡有奇验。《内经》曰：热淫于内，治以咸寒，佐之以苦，此方是也。加人参取阳生阴长，所谓无阳则阴无以生。加熟地等取血旺气亦不陷，所谓无阴则阳无以化，其理一也。(《伤寒瘟疫条辨》)

【临床应用】

急性盆腔炎

余某，女，35岁，医务人员。病起发热（39.5℃），无寒，次日右下腹痛甚拒按，可触及条索状物；带下量多，黄白相兼，秽臭异常，口干引饮，面赤气粗，舌苔黄腻，脉洪数。血象：白细胞 15×10^9/L，中性0.89，淋巴0.11。经妇产科会诊，确诊急性盆腔炎。证属湿热蕴结，化火内炽，热壅血瘀，急当清热攻下，以解毒承气汤（白僵蚕（酒炒）9克，全蝉蜕20个，黄连、黄芩、栀子各9克，枳壳（麸炒）7.5克，芒硝（另入）9克）去白僵蚕、蝉蜕、玄明粉，加大血藤、败酱草、金银花、紫花地丁、益母草。药服1

剂，便下增多，体温恢复正常，下腹疼痛有减，但腹块仍存。前方续服 3 剂，腹块消匿，疼痛若失，带下如常，告临床治愈。

按语 本方出自杨栗山的《伤寒瘟疫条辨》。此方实为大承气汤合黄连解毒汤、升降散组成的复方合剂。主治“温病三焦大热，痞满燥实，谵语狂乱不识人……”，方取黄连解毒汤之清热解毒消毒于内；取大承气汤攻下通腑排毒于外，更以升降散之熄风镇惊，组方严谨。虽为三焦大热而设，但引伸于实热内结，腹块作痛的妇科炎症性疾患亦颇切病情。笔者应用临床如急性盆腔炎、产褥感染、败血症等每能收效。其证候特点多为高热稽留，日晡热增，面赤气粗，口干引饮；腹块骤作，高突有征，腹痛绞剧，按之痛甚；大便秘结，数日不解，或痞满燥实，或热结旁流，带下频多，其色黄赤相间，污浊不洁，臭气异常，阴门涩痛如刺。上述诸症不必悉具，凡证属实热者均可投之。

［范中明．攻下法在妇科的应用．浙江中医学院学报，1994，1：15－16.］

【临证提要】

杨栗山治疗温病的调气泄热的思想在整本书贯穿始终，而此方将这一思想灵活地运用在了治疗热厥证中。三焦里热壅盛，阻阳气于里，杨氏在承气汤方的基础上加入了升降散方义，旨在醒后人之散热大法，治热调理气机的原则。值得注意的是僵蚕、蝉蜕的药量，应在承气解毒之下。

地榆散

【来源】清·杨栗山《伤寒瘟疫条辨》卷五。

【组成】地榆二钱　当归四钱　白芍四钱　黄芩二钱　黄连二钱　栀子炒黑，二钱　犀角镑，磨汁，二钱　薤白四钱

【用法】水煎去渣。入犀汁冷服。

【功用】整肠止痢。

【主治】伤寒温病，热毒不解，日晡壮热，腹痛，便利脓血，甚如烂瓜肉及屋漏水者。

【方解】本方地榆苦酸涩，微寒，归肝、大肠经。凉血止血，解毒敛疮，泄热止血为君。犀角凉血散血，助君药整肠止痢之功。芩、连、栀共用，清泄里热，热清血自止。当归、白芍养血和血兼以凉血散血，为祛邪之中，顾正之意。薤白行气散结，虽然其性辛温，但配入大队寒凉之中，去性存用，行血中之热，散血中之结。

【方论】血热互结，阻滞气机，故腹痛频频，崩漏久不止焉。地榆涩血止血；犀角以角之散，散血凉血；芩、连、栀清泄里热；当归养血归经；白芍敛阴止崩下；甘草以缓中益胃也。为散以散之，冷以下之，使气血调和则血结自散，而经脉通畅，何腹痛不退，崩久不止乎。（《中医方剂大辞典》）

【临床应用】

1. 溃疡性结肠炎 张某，男，20岁。1978年10月初诊。以稀溏便为主，偶夹白色黏液，时有脓血便5～7次/日，腹中冷痛，肠鸣腹胀痛，稍受凉或食生冷食物即加重，病程延绵3个月，进行性加重，体重由64千克减到48千克，经数家医院住院治疗不验，脉沉迟濡，苔根腻，肝脾未触及，少腹疼痛，有压痛，肠鸣音亢进。大便常规：白细胞8～10个，红细胞4～5个，黏液（+），大便培养无致病菌生长。乙状结肠镜检查见肠充血，水肿，触之出血，在14～25厘米处较大溃疡而中心凹陷。诊断为溃疡性结肠炎。服地榆散加减。

地榆炭18克，当归炭10克，生地炭10克，白芍炭10克，阿胶珠10克，海螵蛸炭10克，炮姜3克，炒艾叶15克，焦白术15克，蒲黄炭15克，苦参炭12克。

水煎服。每日1剂。

服9剂后，诸症减轻，16剂后诸症明显好转，41剂后痛泻均止，便次正常，经肠镜检查，病变稳定，追访10年余，一直未复发，食量及体重均增加，冷刺激也无影响。

［高贵生，武小妮，曾素文. 地榆散治疗溃疡性结肠炎20例临床观察. 河北中医，1995，17（2）：19－20.］

2. 消化道出血 78例上消化道出血患者，随机分为治疗组41例，对照组37例。2组病例来源、性别、年龄、病程、出血程度及病因分布等差异无统计学意义（$P>0.05$），具有可比性。治疗组所用加味地榆散以处方量，其组方为。

地榆15克，茜草根15克，黄芩12克，黄连12克，栀子9克，茯苓9克，大黄15克。

按制剂工艺制为棕色散剂（由院制剂科提供）。20克/包，1包/次，3次/天。依据病情予扩容、抗休克等综合治疗。对照组采用西医常规治疗，即卧床休息，使用止血芳酸止血敏、立止血等止血及扩容、抗休克等综合治疗。治疗组治愈26例，好转12例，总有效率为92.7%；对照组治愈17例，好转14例，总有效率83.8%。两组总有效率比较 $P<0.05$。

［张磊，何中平，欧阳松山．加味地榆散治疗上消化道出血41例．中国中西医结合消化杂志，2007，15（5）：338－339.］

【现代研究】

地榆散方中主要药物地榆现代研究认为具有抑制纤溶酶作用，黄连所含小檗碱皮下注射能明显抑制动物实验性胃出血。通过本实验可见：该方对动物内脏创面出血有止血作用，对动物创面出血量有显著减少作用，对动物血小板计数在正常值范围内有升高作用，对动物凝血纤维蛋白丝出现时间有显著缩短作用，且呈现量效关系。实验初步证实加味地榆散清热除湿，凉血止血用于肠道湿热蕴结、肠络受损、便血的功效，亦表明古今应用与研究较为一致。

［张磊，何中平，欧阳松山．加味地榆散治疗上消化道出血41例．中国中西医结合消化杂志，2007，15（5）：338－339.］

【临证提要】

地榆是临床一味常用止血药，其味苦、酸，性微寒。入肝、胃、大肠经，有凉血止血、清热解毒、生肌敛疮的功能。擅治诸般血证及痔疮、痈肿、湿疹、金疮等，为外敷治疗烧烫伤的著名单方。现代药理研究证明，本品有较强的收敛止血作用和广谱抗菌作用。据此对其临床应用加以扩展，收到较好效果。地榆外用治疗水火烫伤时有预防控制感染，消除疼痛，促进新皮生长，减少创面渗出，加速创面愈合等作用。据此，我们将地榆用于内科消化性溃疡引起的胃痛和上消化道出血之呕血黑便，取其不仅长于清热凉血、收敛止血，而且对上消化道有护膜疗疮之功，不仅出血时可以服用，也可以作为溃疡病常规治疗药物。临床治溃疡病常与温中补虚或疏肝和胃之剂并用，治上消化道出血可随证加入温运脾阳，养血摄血之黄土汤，或用单方地榆汤清泄郁热、凉血止血，屡获佳效。

芳香饮

【来源】清·杨栗山《伤寒瘟疫条辨》卷五。

【组成】玄参一两　白茯苓五钱　石膏五钱　全蝉蜕十二个　白僵蚕炒，三钱　荆芥三钱　天花粉三钱　神曲炒，三钱　苦参三钱　黄芩二钱　陈皮一钱　甘草一钱

【用法】水煎去渣，入蜜、酒冷服。

【功用】清养肺胃，辟秽解毒散结。

【主治】温病多头痛、身痛、心痛、胁痛，呕吐黄痰，口流浊水，涎如红汁，腹如圆箕，手足搐搦，身发斑疹，舌烂，咽喉闭塞，气血损伤。

【方解】肺胃火毒内郁，则急以清泻。方中以石膏、玄参、黄芩、苦参共同清泻肺胃三焦之火，火毒去则外症可消；郁热内结，则上中下三焦气机受阻，以僵蚕、蝉蜕相伍，一升一降，恢复三焦气机，僵蚕辛苦咸平，清热解郁，散风除湿，化痰散结，解毒定惊，既能宣郁又能透风湿于火热之外。蝉蜕辛咸凉，宣肺开窍以清郁热。三焦气机不畅，则尤扰中运，故加以神曲、陈皮理中焦气机、助中焦运化；气血不足之人感受瘟疫，则有阴津之损，故以天花粉清热化痰的基础上，养阴生津止渴；用白茯苓者，则引上中郁火从下焦而去。以上诸药共奏清养肺胃，辟秽解毒散结之功。

【方论】温病多头痛、身痛、心痛、胁痛，呕吐黄痰，口流浊水，涎如红汁，腹如圆箕，手足搐搦，身发斑疹，舌烂，咽喉痹塞等症。此虽怪怪奇奇，不可名状，皆因肺胃火毒不宣，郁而成之耳。治法急宜大清大泻之。但有气血损伤之人，遂用大寒大苦之剂，恐火转闭塞而不达，是害之也，此方之。其名芳香，以古人元旦，汲清泉以饮芳香之药，重涤秽也。

[蒲辅周．蒲辅周老中医介绍外感热病治疗经验（记录稿）．新医药学杂志，1973，(1)：32－34，40.]

【临床应用】

猩红热（烂喉丹痧　肺胃火郁，外感温毒）　党某某，女，33岁，1986年3月17日初诊。3天前忽觉恶寒，继发高烧，体温39°C，口渴，头痛而胀，口干咽痛，肢节酸楚。用解热止痛药及庆大霉素不效，渐至颈项部皮肤红赤，发粟粒样红疹，小便黄赤，大便3日未解。舌边尖红，舌体微胖，上布芒刺。两寸脉浮数，两关脉滑数（142次/分），证属烂喉丹痧，病由肺胃火郁，外感温热毒邪而致，治宜宣泻郁火，解毒散邪，方予芳香饮加减。

白僵蚕10克，蝉蜕10克，片姜黄3克，川大黄8克，玄参30克，茯苓15克，生石膏18克，天花粉12克，荆芥10克，生甘草5克，连翘15克，陈皮6克。

水煎2次，去渣后入蜂蜜20克调服。

二诊：咽痛大减，仍口干，目涩畏光，小便发黄，便稀不爽。两颊红晕微见退色，并有少许脱皮，胸背部红疹仍明显，舌红绛，边有芒刺，苔花剥，脉弦滑数。上方加生地15克，薄荷6克，减川大黄为6克继服。以后遵上方加减，至3月29日再诊，咽部红肿疼痛消失，皮疹完全消退而渐愈。

按语　杨氏用其治疗温病“身发斑疹，头重，舌烂，咽喉闭塞等症”。笔者在原方基础上，去白术之苦燥，加大黄之泻下，治疗成人烂喉丹痧，数剂尽获痊愈，可见杨氏制方之精当。

［李鸿琦，成荣生．杨栗山与《寒温条辨》．山西中医，1992，8（6）：15－17.］

【临证提要】

温邪乖戾，其伤人者，亦可导致种种症状，但应抓住病机的本质，方可得心应手。本方所治之证，其本质是气血本亏，肺胃郁火。郁火内结，热壅气滞，不通则痛，故见头痛身痛，肺心气血相关，肺中郁火扰心致心痛；金火侮木而致胁痛；肺火郁滞，易炼液成痰而黄，咽喉郁闭而塞；太阴阳明有热责之皮肤则见斑疹，胃火上犯可致呕吐、舌烂。综上分析，诸症的病机本质在于肺胃郁火，故杨氏制方以调理肺胃为本。告诫我们，临证应注意抓住疾病的本质，运筹帷幄，方为上策。

参归养荣汤

【来源】 清·杨栗山《伤寒瘟疫条辨》卷四。

【组成】 人参一钱　半夏二钱　生姜炮，三钱　甘草炙，一钱　白芍酒炒，一钱半　当归二钱　生地黄二钱　熟地黄三钱　大枣二枚

【用法】 水煎温服。

【功用】 补益气血，和胃消痞。

【主治】 禀赋娇怯，或素病亏损，邪留心下，令人痞满，因下益虚，失其健运，愈令痞满。

【方解】 本方所治为气血虚弱，胃体失养，脾气不运所致虚痞证。方中主以四物去川芎，防行血之药伤血，并重用地黄，生熟相伍，养阴补血之力专，针对病因，充养胃络以复胃通降之性；人参、大枣、甘草补中健脾，半夏苦辛，散结除痞，降逆和胃，伍生姜纯辛发散，升降气机，既可直接作用于郁积之气，宣通痞塞，又助脾胃运化恢复。病虽为气机郁滞之证，但病本为气虚不运所致，巧妙应用"塞因塞用"之法，切中病机，故收桴鼓之效。

【方论】 邪留心下，令人痞满，下之痞应去，今反痞者，虚也。以其人或禀赋娇怯，或宿病亏损，如失血带崩等证，因下益虚，失其健运，愈令痞满，再用行气破气之剂，转成坏病矣。果如前证，一服痞若失。若下后仍潮热口渴，脉洪大而痞者，投之祸不旋踵。此有虚实之分，须详辨之。(《伤寒瘟疫条辨》)

【临床应用】

双眼视疲劳（气血两虚、目失濡养）　夏某，女，42岁，教师，因双眼痛，眉棱骨痛反复发作1年余，于1994年1月13日来我院就诊。1年来双眼由于视物久后疼痛，伴眉棱骨痛，曾在外院用针灸、药物治疗，效果不显，遂来我院就诊。刻下症：双眼痛，眉棱骨痛，伴气短，乏力，饮食可，二便调。舌淡、苔薄白，脉沉细无力，眼科所见：眼压右5.5/6=1.94kPa，左5.5/5=2.31kPa，双眼远视力1.5，近视力1.5，双眼调节（－），双眼底（－），脑

电图（-），双眼显现验光：右 +0.5 DS =1.5，左 +0.25 DS = +0.25 DC *90 = 1。西医诊断：双眼视疲劳，中医诊断属气血两虚，目失濡养。治以益气养血，祛风止痛。方用当归养荣汤加味：熟地、白芍、当归、川芎、防风、羌活、白芷、党参、黄芪、菊花、蔓荆子。服药 10 剂头痛、眼痛减轻，仍有气短、乏力，守方服至 25 剂，诸症悉平，嘱用眼卫生，半年随访，未见复发。

按语 五脏六腑的精气皆上注于目，目受濡才可明视万物。目为肝之窍，故尤以肝血的濡养为重。病人久视伤血，血不受睛则眼痛。眼络空虚，可招致外邪，造成眼络凝滞，不通则痛。当归养荣汤加味，养血行气，化滞通络，则眼痛消失。

［李秀云．当归养荣汤治疗视疲劳的体会．全国首届中青年中医眼科学术研讨会资料汇编，1996，8.］

【临证提要】

"痞"通"否"，《周易》六十四卦之一，否卦之义，天气不降，地气不升，天地不交，升降失调，痞塞不通。从自然规律的角度阐明了痞证乃气机升降失常所致，病机为气机郁滞，但又有虚实之不同。实者因邪结心下，阻遏中焦气机，故气机壅滞为痞；虚者脾胃气虚，则升清降浊之力减弱，清气不升，浊阴不降，气机郁滞故而痞塞。

痞证见于《伤寒论》第 149 条："伤寒五六日，呕而发热者，柴胡汤证具，而以他药下之，柴胡证仍在者，复与柴胡汤。此虽已下之，不为逆，必蒸蒸而振，却发热汗出而解。若心下满而硬痛者，此为结胸也，大陷胸汤主之；但满而不痛者，此为痞，柴胡不中与之，宜半夏泻心汤"，结胸与痞证病因皆为邪结心下，心下满而痛者为结胸，满而不痛为痞，但都有"满"这一气机痞塞的症状。结胸热实，邪热与有形之邪结于胸中，故硬满而痛；痞证无形热邪聚于胸中，故满而不痛，触之柔软。杨氏于本方中言"邪留心下，令人痞满，下之痞应去"，按语中又有"若下后仍潮热口渴，脉洪大而痞者，投之祸不旋踵"，可见此处所言之痞在下之前当有"潮热口渴，脉洪大"，当以泻下实热之法为正治，故更类似于结胸证。结胸本当泻之，以泻下除去胸中实热，但其人气血本已不足，泻下使气血进一步耗损，脾胃益虚。血为气母，血虚无以载气，气虚无以流通，故停滞于中；脾胃气虚，则运化乏力，气机升降停滞。故邪热虽去，而中焦气机停滞，故痞塞复聚，此时气滞因气虚无力运化所致，虽见痞塞而不可再用行气之品耗伤正气，否则脾胃之气耗尽，运化难以恢复而终成坏病。正如《丹溪心法》所言“有中气虚弱，不能运化精微为痞者；有饮食痰饮，不能施化为痞者；有湿土太盛，邪着心下为痞者。”本证之痞塞本因气血虚弱所致，究其源头为“失血、带崩等”，其根本为阴血大伤。故重用四物养血为君，伍以参、草、枣补益中气，使阴生阳长，气血得以充养脾胃，使运化恢复，稍佐姜、夏开结，则中焦气机通畅，痞气自消。

临床当用于以阴血亏虚为主的虚痞证，若证属湿热者不可服之。

大清凉散

【来源】清·杨栗山《伤寒瘟疫条辨》卷四。

【组成】白僵蚕酒炒，三钱　全蝉蜕十二个　全蝎去毒，三个　当归二钱　生地酒洗，二钱　金银花二钱　泽兰二钱　泽泻一钱　木通一钱　车前子炒研，一钱　黄连姜汁炒，一钱　黄芩一钱　栀子炒黑，一钱　五味子一钱　麦冬去心，一钱　龙胆草酒炒，一钱　牡丹皮一钱　知母一钱　甘草生，五分

【用法】水煎去渣，入蜜三匙，冷米酒半小杯，童便半小杯，和匀冷服。

【功用】清热利水，凉血解毒。

【主治】温病表里三焦大热，胸满胁痛，耳聋目赤，口鼻出血，唇干舌燥，口苦自汗，咽喉肿痛，谵语狂乱者。

【方解】本方以小清凉散加减化裁而成，清热之力更强，并着重凉血解毒，止血开窍。

全方在小清凉散基础上增入泽泻、木通、车前子清热利水，导热下行，配合蜜、酒引上导下，使三焦弥漫之火热得以从小便而出，既散在上之郁热，又导热邪从下而出；再加全蝎攻毒散结、通络止痛，引药力上达七窍，配合僵蚕、蝉蜕宣郁开窍，升降气机，解毒消肿。此外，更有童便清热利水、凉血化瘀。童便在《素问》中称为“轮回酒”，《本草纲目》名之“还元汤”，意即以己之热病，用己之小便，入口下咽，直达病所，引火从小便速降，为

古人治热病呕血等证之妙法，本方用童便代替病者小便，亦取其降火凉血之意。《重庆堂随笔》中亦曾记载“童子小便，最是滋阴降火妙品，故为血证要药”。此外，本方所主之证血分热邪较小清凉散证更为炽盛，前证仅见邪热鼓动血液，气血为热邪壅滞所致咽喉唇口颊腮肿痛，而本证可见邪热迫血妄行之口鼻出血，故知本证与前证相比，血分热毒更盛，血液浓缩、滞涩不通，故在小清凉散生地、牡丹皮、当归凉血和血的基础上加入麦冬、五味子增液敛阴，恢复被邪热煎熬损耗之阴液，使瘀热得解，血行复归常道。

【方论】诸药清热利水，使瘟毒伏热，从小便去；妙在三虫引药及酒达于外，使外邪俱豁然而解，是彻内彻外之方。(《血证论》)

【临床应用】

亨特面瘫

刘氏观察32例亨特面瘫患者的中医药临床疗效，治疗组16例，药用龙胆草、栀子、黄芩、生地黄、车前子、泽泻、当归、川芎、赤芍、柴胡、板蓝根、大青叶、蒲公英、连翘、菊花、金银花、夏枯草、蝉蜕、僵蚕、全蝎等；对照组16例服用牵正散加减。结果发现，治疗组痊愈率、总有效率均优于对照组，差异显著（$P<0.05$）。

按语 亨特综合征，亦称Tolsa－Hunt综合征、痛性眼肌麻痹综合征，由水痘－带状疱疹病毒所致的颅神经炎引起，临床表现除具有贝尔面瘫症状（面部表情肌运动障碍，或出现舌前2/3味觉障碍，或出现听觉过敏或耳后疼痛）等症状外，还有外耳道或耳郭出现疱疹、疼痛等症状，属热毒内郁，少阳经气不利。方中龙胆草、栀子、黄芩、柴胡、板蓝根、金银花、连翘等泄热解毒；生地、当归、赤芍凉血养阴；泽泻、车前子利水除热；蝉蜕、僵蚕、全蝎熄风开郁散热。全方体现大清凉散清热凉血，解毒熄风之效。

[刘晋熹. 清热利水祛风活血法内外并治周围性面瘫98例临床研究. 中国民间疗法，2012，10：50－52.]

【临证提要】

本方与小清凉散同名“清凉散”，皆治温病火热炽盛所致清窍不利之证，若郁热得解，则火热不再上犯清窍，咽喉口鼻皆恢复一派清凉之感，故以清凉名之，但有大、小之分。本方名为大清凉，谓其清热之力更强，与小清凉所治之证相比，邪热更盛，病位更深，为三焦表里大热，且邪热已由气分入于血分，邪热煎熬血液，一方面烁血成瘀，瘀热互结，气血壅滞，不通则痛，故见咽喉肿痛，胸满胁痛，甚则瘀热内结，血分热炽动风，出现谵语狂乱；另一方面邪热逼迫血液上走清道，故见邪热迫血妄行而致口鼻出血，火性炎上，故邪热易于上行，无论在气在血，皆可见咽喉、口鼻等清窍不利之症。

杨氏对大小清凉散的阐发和应用，充分体现了温病热邪由气分入血分的动态过程。小清凉散证以气分热盛为主，兼扰血分，邪热鼓动血脉，使气血壅滞上窍而见壮热烦躁，咽喉不利，颊腮肿胀，故药用大清气热，兼以凉血。而本证为热毒已入于血分，邪热逼迫血液外溢，动血耗血，瘀热内阻，故本方泻热之力更强，气热得清则血热得以外透而解，并针对其血分热炽、热邪耗血伤阴的特点，在凉血散瘀的基础上更加重养阴泻热的力量。

本方与吴又可《温病条辨》犀角地黄汤皆治血分热炽之证，不同之处乃本方所主之证，瘀热更偏于上焦孔窍，病位较高。杨栗山《伤寒瘟疫条辨》中曰“经络热盛迫血妄行，出于鼻者为衄，……温病责其血热在里，浮越于表也。犀角地黄汤加芩、连、柴、栀、玄参、僵蚕、蝉蜕，甚加大黄，入蜜、酒、小便冷服。温病吐血与衄血，皆属火毒内郁，经络火盛，火载血液而妄行，大清凉散，或犀角地黄汤合泻心汤。”

加味六一顺气汤

【来源】清·杨栗山《伤寒瘟疫条辨》卷四。

【组成】白僵蚕酒炒，三钱　蝉蜕十个　大黄酒浸，四钱　芒硝二钱五分　柴胡三钱　黄连一钱　黄芩一钱　白芍一钱　甘草生，一钱　厚朴一钱五分　枳实一钱

【用法】水煎去渣，冲芒硝，入蜜、酒，和匀冷服。

【功用】清热解毒，理气散结。

【主治】少阴、厥阴病，口燥咽干，怕热消渴，谵语神昏，大便燥实，胸腹满硬，或热结旁流，绕脐疼痛，厥逆脉沉者。亦治温病发痉者。

【方解】本方是由升降散加大承气汤，去掉姜黄加柴胡、黄芩、芍药、甘草组成。少阴、厥阴同病，里热壅盛，且已伤津扰神，故应急以大承气汤峻

下热结，急下存阴。温病最怕热结于内，故以升降散通降气机，兼以散结解毒，与承气汤一起逐热达表外泄。热入阴分，则必有阴伤，故以芍药甘草汤养阴益营，以助正气；柴胡、黄芩分别入厥阴、少阴经络，既可助承气汤之泄热，又可协升降散之通降。以上配伍，则热可除，气机复，阴血补，以上诸症可除。

【方论】 六一顺气汤，《医方集解》曰：陶节庵曰此方合三承气、三一承气、大柴胡、大陷胸六方而为一方也。有燥屎，何以又下清水。陶节庵曰此非内寒而利，乃日饮汤药而下渗也，名热结利。庸医妄谓漏底伤寒，以热药止之，杀人多矣。年老气血虚者，去芒硝。

【临床应用】

小儿疱疹性口腔炎

高氏等观察大柴胡汤合升降散（柴胡、黄芩、枳实、芍药、半夏、薄荷、僵蚕、蝉蜕、片姜黄、大黄）对疱疹性口腔炎的治疗作用。78 例患儿随机分为治疗组（给予大柴胡汤合升降散治疗）和对照组（给予西药阿糖腺苷抗病毒治疗）。结果发现在退热时间、疱疹消散及溃疡愈合时间方面，中药组疗效均优于西药组，差异均有统计学意义（$P<0.05$）。

按语 从药物组成看，方中柴胡、黄芩、枳实、芍药等疏解少阳以解邪；薄荷、僵蚕、蝉蜕、片姜黄、大黄等体现升降散火郁发之的泄热思路；大黄从阳明泄实热以坚少阴之阴液。诸药合用，一面从厥阴少阳疏解邪热，一面坚固少阴之阴液，清热解毒，亦可看作加味六一顺气汤的化裁方。

[高红伟，冯斌. 大柴胡汤合升降散加减治疗小儿疱疹性口腔炎临床研究. 中医学报，2012，07：900－901.]

【临证提要】

此方亦是一个合方的典型方剂，是升降散与大柴胡汤及大承气汤相合而成。其用是兼顾了厥阴的热结与少阴的阴虚为治。杨氏在创制了增损大柴胡汤之后再立此方的原因，在于考虑到热邪伤阴的补救还需大承气汤急下存阴之法。可见，熟悉和掌握经方，是对我们后世医家最基本的要求。此外，对于热结利的判断，应注意证候真假，才能抓住病机关键，灵活用药。

小复苏饮

【来源】清·杨栗山《伤寒瘟疫条辨》卷四。

【组成】白僵蚕三钱　蝉蜕十个　神曲三钱　生地三钱　木通二钱　车前子炒，二钱　黄芩一钱　黄柏一钱　栀子炒黑，一钱　黄连一钱　知母一钱　桔梗一钱　牡丹皮一钱

【用法】水煎去渣，入蜜三匙，黄酒半小杯，小便半小杯，和匀冷服。

【功用】燥湿清热，开宣利尿，泻火除瘀。

【主治】温病大热，或误服发汗解肌药，以致谵语发狂，昏迷不醒，燥热便秘，或饱食而复者。

【方解】白僵蚕、蝉蜕为清化之品，散肿消郁，则热解而症自平矣。黄芩、黄连、黄柏均属清热燥湿类药，其中黄芩清热泻火，清上泻下，走表达里，可燥湿清热，泻火解毒，清肺火，亦清肝火；黄连至苦极寒，能除湿热，消壅滞，泻湿火，除瘀热，清心火，亦清脾火；黄柏性主沉降，能清郁热，泻湿热，为清泻下焦要药。三药合用，清上泻下，燥湿消郁。知母为清气分实热之常用品，功专清热泻火，清肺润燥；栀子清三焦之火，生地、牡丹皮凉血养阴退阳也；木通气味苦寒，清上导下；车前子气薄滑利，可清热利尿，导邪从小便而解。桔梗辛开苦泄，宣散开提，引邪从上而解 。诸药合用，可燥湿清热，开宣利尿，泻火除瘀。

【临证应用】

痛风性关节炎

某男，49岁，2001年4月24日初诊。患者右足踇趾肿痛1个月，加重3天。患者1个月前，因食海鲜并饮酒后于夜间突发右足踇趾肿痛，在市某医院查血尿酸566μmol/L，考虑为痛风性关节炎，给予“痛风骨康喷剂”及秋水仙碱治疗，症状有所改善，3天前无明显诱因右趾肿痛加重，遂来就诊。症见：右足踇趾红肿热痛，局部触痛，不敢踩地行走，纳差，舌红，苔黄腻，脉弦滑，查血尿酸534μmol/L，辨证属湿热痹阻，处方：黄芩6克，黄连6

克，黄柏12克，栀子6克，大黄6克，忍冬藤30克，车前子（包煎）15克，姜黄15克，僵蚕15克，蝉蜕（后下）15克，元胡6克，砂仁6克，甘草3克。5剂，1剂/日，水煎分2次服。服药期间禁食含嘌呤类的食物。5天后复诊，肿痛减轻，可行走，效不更方，继服15剂，症状均消失。复查血尿酸364μmol/L。随诊2年未复发。

按语　痛风性关节炎属中医学“热痹”范畴。此病好发于形体肥胖或嗜食肥甘厚味之人，由脾失健运，湿浊内生，日久化热生毒，壅遏气机，湿热毒邪充斥三焦，痹阻关节经络，故见红肿热痛。以清热祛湿，泻火解毒，行气止痛为主。方中黄芩、黄连、黄柏、栀子清热燥湿，泻三焦火毒；僵蚕、蝉蜕、姜黄、大黄发越火郁，以助通泻三焦之火；车前子使湿热毒邪自小便而出；忍冬藤清热解毒；元胡活血祛瘀，通络止痛；甘草调和诸药。诸药配伍，共奏清热祛湿，泻火解毒，行气止痛之功，与小复苏饮清热解毒、宣郁利尿方义相仿。

［张希洲. 黄连解毒汤合升降散治疗痛风性关节炎21例. 时珍国医国药，2006，10：2045.］

【临证提要】

谵语者，语气讹而谬气盛也。经曰：实则谵语。盖热邪深入，蓄于胸中，则昏其神气，遂语言无次而妄说也。凡发狂，本属阳明实热之证，盖阳明为多气多血之经，温病阳邪起自胃腑，热结不解，因而发狂。昏迷即所谓郁冒者也，郁为郁结而气不舒，冒为昏冒而神不清，在温病乃由火邪逼肺，而致神昏不醒。躁者，身不安而愦乱，手足动掉，若无所指，内外不宁，为热最剧。凡瘥后无故复发热者，以伏邪未尽也，谓之自复。经曰“诸遗者，热甚而强食之故也”。故治用小复苏饮。此方是在大复苏饮的基础上加减而成的。小复苏饮在原方的基础上加大了利尿剂的使用，把原方的滑石改为木通和车前子，究其原因，乃因杨氏认为，温病充心，心经透出邪火，横行嫁祸，乘其瑕隙亏损之处，现出无穷怪状，令人无处下手，用药之要，只在泻心经之火为主，而余邪自退。方从导赤散之意，使心火从小便而解。原方用犀角、天麻镇肝熄风，而此方却加以上行之桔梗，盖邪无升则无以降，是从杨栗山升降透邪思想之意。方中又加神曲，是因食复之病，乃因病后胃中虚弱，无力运化水谷，致使内热蕴积，故加化食消滞之品，则热何从来。

若热邪已致神昏谵语，则需在此方基础上加入开窍醒神之品。木通具有肾毒性，临床需谨慎用之，可改为芦根等清热利小便之药。若确为食复之证，于方中可加入槟榔、木香、山楂等消食导滞药物。若热已渐入血分，则更为适用

疏表汤

【来源】 清·杨栗山《伤寒瘟疫条辨》卷五。

【组成】 淡豆豉三钱　羌活二钱　防风一钱半　桔梗一钱半　前胡一钱　黄芩一钱　苏叶八分　川芎八分　细辛五分　甘草五分　生姜二钱　葱白二茎

【用法】 水煎温服。

【功用】 疏风解表，止咳镇痛。

【主治】 治四时感冒风寒，鼻塞声重，或流涕不已，发热恶寒，头痛身痛者。

【方解】 此方乃治四时风寒感冒通用之方也。方中淡豆豉为杨栗山常用的药物，味苦辛，形寒泻肺，专治伤寒；羌活味苦气辛温，气味俱轻，升也，辛香达表，可温散祛毒，逐太阴寒邪以止头痛，气雄力健，大有拨乱反正之功，上二味合用，共为君药，散寒解表，效专力宏。防风味甘辛，微温，随诸药各经皆至，为风药卒徒，气味俱轻，故散风邪，治周身之痹痛；苏叶辛香气烈，故发汗解肌，祛风寒甚捷；川芎味大辛气温，气中血药也，助清阳而开诸郁，行气和血而通阴阳，散风寒头痛；细辛味大辛气温，气味俱厚，散阴分寒邪，逐少阴经头痛，辛散利窍；葱白可助淡豆豉散寒热头痛。上五药，共为臣，助君药行解表散寒，发汗止痛之功。方中又佐以桔梗、前胡、黄芩理肺止咳，盖肺主皮毛，其外受邪，肺岂能独安？甘草、生姜之用，以为使也，调和诸药，以助药力。

【临证提要】

感冒是因外感风邪为主的六淫之邪和时行病毒，客于肺卫，以鼻塞、流涕、喷嚏、咳嗽、恶寒发热、头身疼痛为主要临床表现的一种内科常见病。

肺主气，司呼吸，上通于喉，开窍于鼻，外合皮毛，职司卫外，性属娇脏，不耐邪侵。鼻与喉皆为清气升降出入的通道。若外邪从口鼻、皮毛乘袭，则肺卫首当其冲，邪自皮毛而入，可内合于肺，邪从口鼻上受可直接犯肺，又可病及卫表。故感邪之后，很快出现恶寒发热等卫表症状，以及鼻塞声重，鼻痒喷嚏，流涕清稀等肺气不宣的症状。足太阳膀胱经主一身之表，寒邪犯表，太阳经气不舒，故头项强痛，肢体酸痛。方可选用杨栗山疏表汤，用淡豆豉、羌活疏风解表，散寒止痛；用川芎以清头目；细辛、苏叶辛温发汗散寒；防风发散风邪；又用桔梗、前胡、黄芩宣肺降气止咳，则表邪可解，诸症得安。

从临床角度值得提出，疏表药一般药味不宜过多，以防病轻药重过度散表而耗伤正气。

三和汤

【来源】 清·杨栗山《伤寒瘟疫条辨》卷五。

【组成】 当归酒洗，八钱　川芎三钱　桃仁不去皮尖，炒研，一钱　红花酒洗，一钱　益母草去老梗，五钱　南柴胡四钱　黄芩三钱　栀子三钱　牡丹皮三钱　白僵蚕酒炒，三钱　全蝉蜕十二个　金银花三钱　泽兰三钱　生甘草一钱

【用法】 水煎去渣，入蜜、酒、童便和匀服。

【功用】 补血行血化瘀，和营开郁退热。

【主治】 治产后温病，大热神昏，四肢厥逆，谵语或不语等证。

【方解】“（三和汤为）加减生化、小柴胡、小清凉三方而一之。”

此方系生化汤、小柴胡汤、小清凉散三方化裁相合而成，产后多虚多瘀，取生化汤之归、芎、桃以行血活血化瘀；新产亡血过多，血室冲任空虚，邪气易乘虚内陷，与血相结客于血室而成热入血室证，血室及冲任与少阳肝胆关系密切，故治疗可用小柴胡汤之柴、芩以和解少阳枢机，疏达血室之热。产后失血过多，气无所以附故易郁，郁成则热闭于内更难疏解，故取小清凉散蝉蜕、僵蚕以疏郁达表，开邪外出之门户，牡丹皮以清血中伏热，栀子以

清三焦之火，金银花清热解毒，泽兰行气解毒，以防热甚偏聚成毒，生甘草补脾胃而泻心火以和营退热。方中更加妇科经产常用药益母草以活血调经，清热解毒。药用蜜、酒、童便和匀服，酒助活血之力，蜜、童便以顾护阴血，使祛邪而不伤正。诸药相合，则瘀化滞去，郁开热清，阴血得补，而诸症自除。(《伤寒瘟疫条辨》)

【现代研究】关于本方组方现代研究甚少，此方化裁现代多运用于产后乳腺炎、产后胰腺炎等辨证属血虚血瘀气滞，复感邪毒者。

【临证提要】

此方主治产后感受温病而出现的大热神昏，甚至四肢厥逆、谵语或不语等症。产后正气易虚，易感病邪，易生郁滞。产后病总的发病机制不外阴血骤虚，阳易浮散；瘀血内阻，败血为患；元气虚弱，易感外邪三条。若邪毒炽盛，与血相搏，传变迅速，则可热入营血，内陷心包，出现高热神昏、谵语等症状，治当补血行血化瘀，和营开郁退热，取产后代表方生化汤，补血行血化瘀，取热入血室的代表方小柴胡汤以和解少阳，疏达血室之热，取小清凉散蝉蜕、僵蚕清轻之品以开邪外达之门户，兼以清热解毒，使上下无碍，气血宣通，并无壅滞，阴血得复，则热自退，厥自除，而病得痊愈。

本方主治产后温病，以发热为常见症状，重者可见神昏谵语、肢厥；若兼见发狂、大便燥结者，可加大黄、芒硝；若皮肤红肿伴疮疡肿毒者，可合以五味消毒饮；若兼有风寒表证者，可加荆穗、防风；若伴小腹刺痛严重者，可加醋三棱、赤芍。因患者为产后妇女，当时时重视产后多虚多瘀的特点，不可孟浪滥投苦寒攻伐之剂，注意产后用药三禁：禁大汗，禁峻下，禁通利小便。本着“勿拘于产后，亦勿忘于产后”的原则，该用攻伐亦要果断应用，即“有病则病受之”之义也。若纯为血虚、气虚之产后发热，此方非宜。

大复苏饮

【来源】清·杨栗山《伤寒瘟疫条辨》卷四。

【组成】白僵蚕三钱　蝉蜕十个　当归三钱　生地二钱　人参一钱　茯神一钱

麦冬一钱　天麻一钱　犀角镑，磨汁入汤和服，一钱　牡丹皮一钱　栀子炒黑，一钱　黄连酒炒，一钱　黄芩酒炒，一钱　知母一钱　甘草生，一钱　滑石二钱

【用法】水煎去渣，入冷黄酒、蜜、犀角汁和匀冷服。

【功用】清营凉血解毒，镇心安神，平肝熄风。

【主治】温病表里大热，或误服温补、和解药，以致神昏不语，形如醉人，或哭笑无常，或手舞足蹈，或谵语骂人，不省人事，目不能闭者，名越经证。及误服表药而大汗不止者，名亡阳证，并此方主之。

【方解】白僵蚕、蝉蜕为清化之品，散肿消郁，清音定喘，使清升浊降，则热解而证自平；当归和血；生地、牡丹皮凉血养阴而阳退也；黄连清心火，亦清脾火；黄芩清肺火，亦清肝火；知母为清气分实热之常用品，功专清热泻火，清肺润燥；栀子清三焦之火，滑石性寒滑利，善利下窍，通水道，散积热，引邪下行，天麻平肝熄风；茯神长于安心宁神；人参温而不燥，苦而强阴，大补元气，宁神益智；犀角性锐烈，性苦而寒，善治热入营血，为清血分实热强有力之品，能折旺火，解火热，镇心神，与黄连、麦冬等配伍，既增强清热凉血解毒之功，亦可生津滋液，泻热救阴；甘草可清心解毒，同时可调和诸药，全方共奏清营凉血解毒、镇心安神、平肝熄风之功。

【方论】陈来章曰热入于心经，凉之以连、栀、犀角。心热移于小肠，泄之以滑石、甘草。心热上逼于肺，清之以芩、知、麦冬。然邪之越经而传于心，与夫汗多亡阳者，皆心神不足也（见《医方集解》）。予谓应加明天麻（湿纸包煨，切片酒炒）使之开窍，以定其搐。再加生地、当归、牡丹皮和血凉血以养其阴，仍用僵蚕、蝉蜕以清化之品，涤疵疠之气，方为的确。（《伤寒瘟疫条辨》）

【临证提要】

杨栗山认为，温病得于天地之杂气，怫热在里，由内而达于外，故不恶寒而作渴，此内之郁热为重，外感为轻，兼有无外感，而内之郁热自发者，又多发在春夏，若用辛温解表，是为抱薪救火，轻者必重，重者必死。是故若温病误投辛温、温补之品，则必致内热壅盛郁结，蓄热火邪逼肺，脉道不利，则神昏不语，形如呆人。盖心经透出邪火，与火邪之越经而传于心，即汗多亡阳者，皆心神不足故也，医者不识此证，便以为将死，因之误治者多

矣。治当用大复苏饮，急用僵蚕、蝉蜕散火解毒，使郁热撩乱之火邪得以外清，又用黄连、黄芩、栀子、知母清热解毒，直折火气，更加当归、牛地、牡丹皮活血散瘀，使郁结之火邪无以附存。以上诸药，共同起到清、散、消火邪的作用。且内热壅盛瘀结，热化成风，上窜脑窍，灼伤心阴，内扰心神，已致神明昏乱，故急以犀角（水牛角代）、天麻重镇以安神熄风，又以人参、茯神、麦冬安养心神，故能使神志渐清。又佐以通利之滑石，使热从小便去。